Mª Teresa Agudo Villa

Análisis de la Diabetes Mellitus en los Servicios de Urgencias

Mª Teresa Agudo Villa

Análisis de la Diabetes Mellitus en los Servicios de Urgencias

Adecuación en la fase aguda y propuestas de mejora

PUBLICIA

Cover image: www.ingimage.com

Publisher:
PUBLICIA
is a trademark of
International Book Market Service Ltd., member of OmniScriptum Publishing Group
17 Meldrum Street, Beau Bassin 71504, Mauritius

Printed at: see last page
ISBN: 978-620-2-43137-8

Zugl. / Aprobado por: Madrid, Universidad Complutense de Madrid.Tesis Doctoral, 2016

A mi hijo Álvaro, quién, en su ansia de saber, busca respuestas a multitud de preguntas

AGRADECIMIENTOS

A la Dra. Isabel Portero, mi directora de tesis, por su paciencia en mi ignorancia, su apoyo al aceptar la dirección y supervisión de este trabajo, su rigor científico y su constancia en la realización de esta Tesis.

Al Dr. Luis Collado Yurrita, que me aceptó en su Departamento, responsable del mismo, por sus consejos, apoyo y certeros comentarios para que esta Tesis fuera realidad.

Al Dr. Alfonso Martin Martínez, jefe del Servicio de Urgencias del Hospital Universitario Severo Ochoa de Leganés, Madrid, por las facilidades encontradas en todo momento, su apoyo personal y científico y su inestimable ayuda.

A todos mis compañeros del Servicio de Urgencias del Hospital Severo Ochoa de Leganés, sin cuya colaboración, comprensión y desinterés, la recogida de datos y el resto de análisis no hubiera sido posible.

Al Dr. Tomás Sanz por estar presente en los momentos importantes de mi vida.

Al Dr. Sixto Carrero García su ánimo constante, conocimientos ayuda incondicional y su disponibilidad durante todos estos años.

A mis Hermanos por el constante apoyo moral, comprensión y paciencia que me han dado en todo momento.

A mis Padres a los que doy las gracias por los principios y valores que educaron en mí.

ÍNDICE

Página

ABREVIATURAS

ABREVIATURAS

A

AAI: Anticuerpos Antiinsulina

AAS: Ácido Acetilsalícilico

ADA: American Diabetes Association

ADO: Antidiabético Oral

ARA: Antagonista de los Receptores de la Angiotensina

B

BUN: Nitrógeno Ureico en Sangre

βOHB: Beta Hidroxibutirato

C

CAD: Cetoacidosis Diabética

CA: Comunidad Autónoma

CEIC: Comité Ético Investigador

CH: Coma Hiperosmolar

C-HDL: Lipoproteínas de alta densidad/ High Density Lipoprotein

CO_2: Dióxido de Carbono

CODE-2: The Cost Of Diabetes in Europe

Cr : Creatinina

CRD: Cuaderno de Recogida de Datos

CVF: Capacidad Vital Forzada

D

DCCT: The Diabetes Control and Complications Trial

DE: Desviación Estándar

DM: Diabetes Mellitus

DM1: Diabetes Mellitus tipo1

DM 2: Diabetes Mellitus tipo 2

DMG: Diabetes Mellitus Gestacional

DNA: Ácido Desoxirribonucleico

DPP4: Dipeptidil Pectidasa-4

DRS: Diabetes Retinopathy Study

E

EC: Enfermedad Coronaria

ECV: Enfermedad Cardiovascular

ETDRS: Early Treatment Diabetic Retinopathy Study

F

FRCV: Factores de Riesgo Cardiovascular

G

GABA: Ácido Gamma Aminobutírico

GAD: Antiglutamato Decarboxilasa

GBA: Glucemia Basal Alterada

GEDAPS: Grupo de Estudio de la Diabetes en Atención Primaria de Salud

GRF: Tasa de Filtración Glomerular

H

HbA1C: Hemoglobina Glicosilada

HLA: Human Leukocyte Antigen

HNF: Factor Nuclear de Hepatocitos

HTA: Hipertensión Arterial

I

IA 2: Anticuerpos frente a la tirosín-fosfatasa

IADPSG: International Association of the Diabetes and Pregnancy Study Groups

IC: Intervalo de Confianza

ICA: Anticuerpos frente a las Células de los Islotes

IDF: Federación Internacional de Diabetes

IECA: Inhibidor de la Enzima Convertidora de la Angiotensina

IMC: Índice de Masa Corporal

IPF: factor promotor de insulina

IRC: Insuficiencia Renal Crónica

ITG: Intolerancia a la Glucosa

K

K^{+}_{ATP}: potasio- Adenosín Trifosfato

L

LDL: lipoproteína de baja densidad / Low Density Lipoprotein

M

MODY: Diabetes Juvenil de Comiendo en la Madurez

N

Na^{+}-K^{+}-ATPasa: Sodio-Potasio-Adenosín Trifosfato

Na: Sodio

NHANES III: Third National Health and Nutrition Examination Surve

NIH: National Institute of Health

NPT: Nutrición Parenteral Total

O

OMS: Organización Mundial de la Salud

ONU: Organización de Naciones Unidas

OR: Odds Ratio

P

PND: Polineuropatía Distal Simétrica

PTGO: Prueba de Tolerancia a la Glucosa Oral

R

RCV: riesgo Cardiovascular

RD: Retinopatía Diabética

RIQ: Rango Intercuartil

S

SED: Sociedad Española de Diabetes

SH: Situación Hiperosmolar

SU: Sulfonilureas

SUH: Servicio de Urgencias Hospitalario

T

TAS: Tensión Arterial Sistólica

TAD: Tensión Arterial Diastólica

U

UKPDS: The United Kingdom Prospective Diabetes Study

V

VLDL: Lipoproteína de muy Baja Densidad

VEGF: Factor de Crecimiento Endotelial Vascular

Z

ZnT8: Transportador Celular de Zinc 8

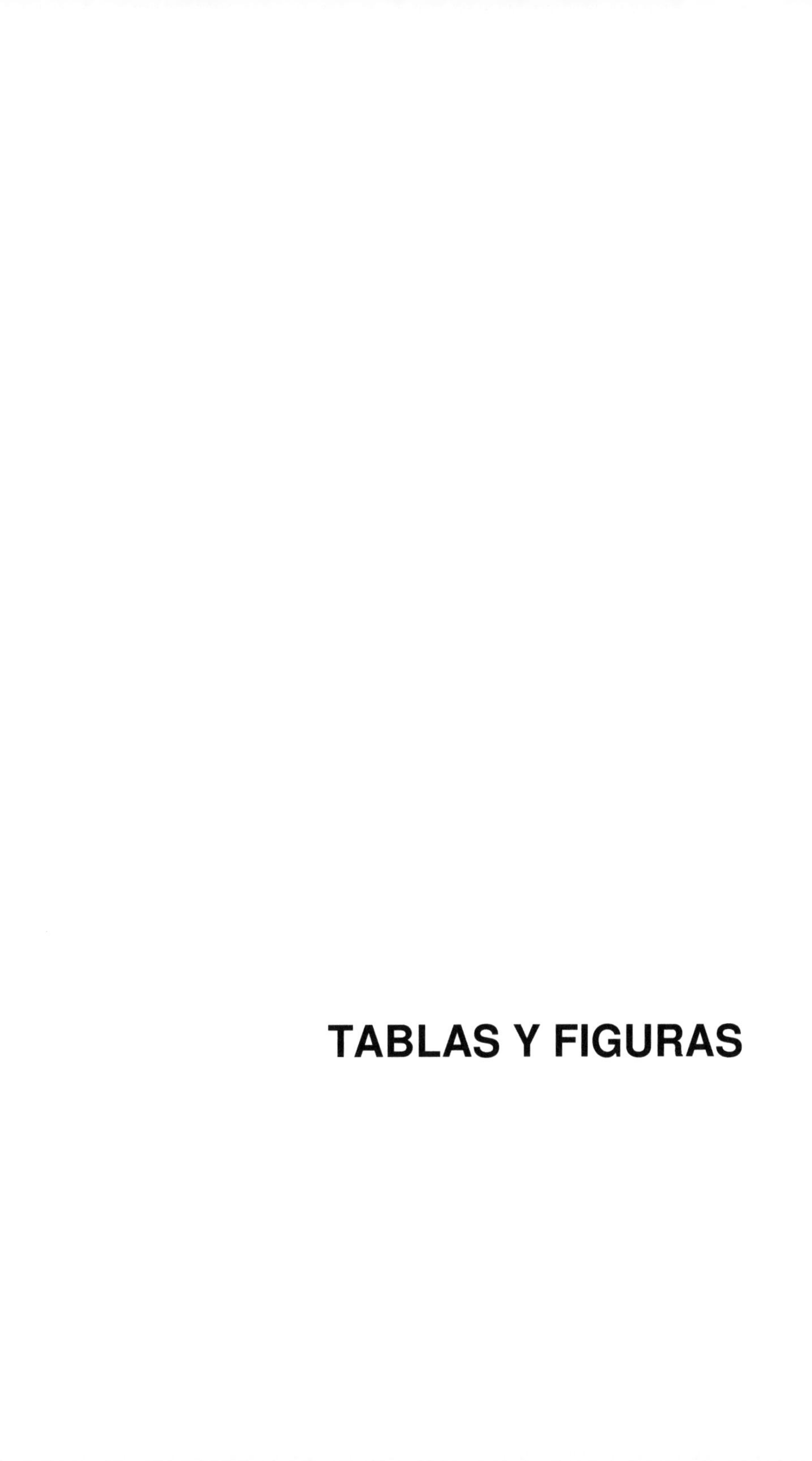

TABLAS Y FIGURAS

RESUMEN

RESUMEN

Objetivos: Existe escasa información sobre el perfil clínico y manejo de los pacientes diabéticos en los servicios de urgencias hospitalarios (SUH), en especial sobre la profilaxis de complicaciones cardiovasculares, que permita identificar áreas de mejora de la calidad asistencial. Este estudio analiza el perfil clínico y la adecuación del manejo de éstos pacientes.

Método: Estudio prospectivo y observacional desarrollado en dos SUH españoles. Se incluyeron de forma consecutiva todos los pacientes con antecedentes o diagnóstico final de diabetes durante 8 meses. Se evaluó la adecuación del manejo del riesgo cardiovascular de acuerdo a las recomendaciones de la American Diabetes Association (2011).

Resultados: Se incluyeron 298 pacientes (edad 70±13,6 años), el 92% diabético tipo 2. El 90% presentaba algún otro factor de riesgo cardiovascular asociado y el 49% una complicación angiopática. Se diagnosticó complicación metabólica aguda en el 18% y lesión en órgano diana en el 14%. El 58% de los pacientes fue dado de alta desde el SUH, y aunque en el 78% no se cumplían previamente las recomendaciones de profilaxis, sólo se modificó el tratamiento en el 3%. No se recomendó seguimiento posterior al 24% de los pacientes.

Conclusiones: Los pacientes diabéticos atendidos en los SUH presentan un elevado riesgo cardiovascular y aunque la mayoría son manejados exclusivamente en los SUH, no se aprovecha esta oportunidad para optimizar la profilaxis de las complicaciones cardiovasculares ni garantizar un seguimiento adecuado. Este déficit constituye un área concreta de mejora de la calidad asistencial al paciente diabético en los SUH.

Palabras clave: diabetes mellitus, complicaciones de la diabetes mellitus, diabetes mellitus /tratamiento farmacológico, factores de riesgo cardiovascular, servicios de urgencias hospitalarios

SUMMARY

Objectives: There is little information on the clinical profile and management of diabetic patients in emergency departments (ED), especially on the prevention of cardiovascular complications, to identify areas for improvement of the quality of care. This study analyzes the clinical profile and the adequacy of the management of these patients.

Method: a prospective observational study developed in two Spanish HUS. Consecutively they included all patients with a history or final diagnosis of diabetes for 8 months. The adequacy of the management of cardiovascular risk according to the recommendations of the American Diabetes Association (2011) was evaluated.

Results: 298 patients (age 70 ± 13.6 years), 92% type 2 diabetes, 90% had another associated cardiovascular risk factor and 49% one angiopathic complication were included. Acute metabolic complications in 18% and target organ damage in 14% was diagnosed. 58% of patients were discharged from the ED, and although 78% of prophylaxis recommendations not previously met, only the treatment was changed to 3%. No later than 24% of patients follow recommended.

Conclusions: Diabetic patients seen in the ED are at high cardiovascular risk, although most are handled exclusively in the HUS, not to take the opportunity to optimize the prevention of cardiovascular complications and ensure proper monitoring. This deficit is a particular area of improving the quality of care for diabetic patients in the ED.

Keywords: diabetes mellitus, complications of diabetes mellitus, diabetes mellitus / drug therapy, cardiovascular risk factors, hospital emergency services

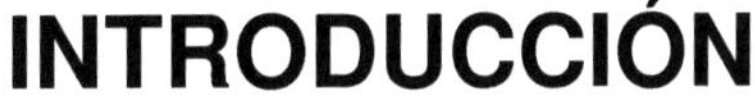

INTRODUCCIÓN

1.- Introducción

La diabetes mellitus (DM) constituye un problema de salud pública de magnitud creciente en nuestro entorno geográfico debido a su elevada prevalencia, a su impacto sobre la calidad de vida de los pacientes y a los costes sanitarios que asocian el manejo de la enfermedad y, sobre todo, sus complicaciones cardiovasculares en los llamados órganos diana como el corazón, el sistema nervioso central o el riñón, entre otros (1-7). Así, afecta al 6-8% de la población general y su prevalencia se incrementa con la edad hasta alcanzar el 10% en mayores de 65 años (1-3).

Los pacientes diabéticos presentan una prevalencia muy superior a la población general de otros factores de riesgo cardiovascular como hipertensión arterial, hiperlipemia o arteriosclerosis en diversos órganos (1-4). Dado que múltiples estudios han demostrado que el control de los factores de riesgo cardiovascular en los diabéticos previene la aparición de complicaciones en los órganos diana (8-12), las sociedades científicas internacionales recomiendan un tratamiento integral en el paciente diabético, que asocie el control del perfil glucémico con la profilaxis de las complicaciones cardiovasculares mediante el uso de inhibidores del enzima de conversión de la angiotensina (IECA) o antagonistas del receptor del angiotensinógeno tipo II (ARA-II) para el control de la hipertensión arterial (HTA) y del deterioro de la función glomerular, y el uso de estatinas y antiagregantes plaquetarios como profilaxis y tratamiento de la enfermedad arteriosclerótica isquémica (13). Sin embargo, diversos estudios han evidenciado un seguimiento insuficiente de estas recomendaciones en la práctica diaria (14).

Los Servicios de urgencias hospitalarios (SUH) acumulan en nuestro país una elevada y creciente frecuentación de pacientes (15), y como en otras enfermedades cardiovasculares, estas visitas constituyen una oportunidad para establecer pautas adecuadas de manejo agudo y profilaxis a largo plazo (16). Aunque es fundamental conocer los patrones de manejo en la práctica diaria para traducir los resultados de los ensayos clínicos en una mayor efectividad asistencial, no existe información científica sobre el perfil de riesgo y la profilaxis de las complicaciones cardiovasculares asociadas a la DM en los SUH (1,5)

Así, conocer el perfil clínico y el manejo global de los pacientes con DM en los SUH es fundamental para evaluar la adecuación del tratamiento. Finalmente, determinar el perfil de riesgo cardiovascular de los pacientes diabéticos que acuden a los SUH, y analizar la adecuación de la prescripción de profilaxis de las complicaciones cardiovasculares, de acuerdo a las recomendaciones de las guías de práctica clínica, puede ser una herramienta útil para identificar áreas concretas de mejora de la calidad asistencial.

1.1.- Diabetes Mellitus. Generalidades

1.1.1.-Definición

La diabetes es, en realidad, un grupo de enfermedades metabólicas, de base genética, caracterizadas por hiperglucemia, bien debido a una disminución en la secreción de insulina, una disminución de su acción periférica o a ambos a la vez. La hiperglucemia crónica, propia de esta enfermedad, se asocia a daño, disfunción o fallo de diversos órganos, en especial los ojos, los riñones, el sistema nervioso, el corazón y los vasos sanguíneos (17).

1.1.2.-Clasificación

La clasificación de la diabetes , internacionalmente adoptada desde 1997, nace de una propuesta de un Comité de Expertos de la American Diabetes Association(ADA) (17).

1.1.2.1- Diabetes Mellitus tipo 1(DM1)

Se caracteriza por la destrucción de las células beta de los islotes pancreáticos, con lo que existe un déficit absoluto en la secreción de insulina y una propensión a la cetoacidosis. A su vez puede ser:

A) Mediada inmunológicamente.

Esta forma de diabetes, que afecta al 5-10% de las personas diabéticas, incluye los términos de diabetes insulinodependiente, diabetes tipo 1 o diabetes de comienzo juvenil y resulta de la destrucción autoinmune de las células ß del páncreas.

Los marcadores de destrucción son los autoanticuerpos contra las células de los islotes y de la insulina, el autoanticuerpo GAD (anti glutamato decarboxilasa) (GAD65) y el de la tirosina fosfatasa IA-2 y IA-2ß. En general uno, y habitualmente más de uno de estos autoanticuerpos, están presentes en el 85-90% de los individuos con hiperglucemia en ayunas. Guarda estrecha relación con los Human Leukocytes Antigen (HLA), vinculadas con los genes DQA y DQB, y está influenciada por los genes DRB. Estos alelos HLA-DR/DQ pueden ser predisponentes o protectores.

La diabetes mediada por inmunidad suele ocurrir en la niñez y la adolescencia, pero puede ocurrir a cualquier edad, incluso en la octava o novena décadas de la vida.

La tasa de destrucción de las células ß es muy variable, siendo rápida en algunos individuos (principalmente los lactantes y los niños) y lenta en otros (principalmente los adultos).

En la última etapa de la enfermedad, la secreción de insulina es escasa o nula y se manifiesta por niveles bajos o indetectables del péptido C en el plasma.

Algunos pacientes, especialmente los niños y los adolescentes, pueden presentar cetoacidosis como primera manifestación de la enfermedad. Otros presentan hiperglucemia moderada en ayunas, que puede virar con rapidez a la hiperglucemia grave y/o la cetoacidosis (en presencia de infección u otras intercurrencias). Y otros, especialmente los adultos, pueden retener una función residual de las células ß suficiente, lo que permite prevenir la cetoacidosis durante muchos años; estas personas finalmente se convierten en insulinodependientes y están en riesgo de cetoacidosis.

La destrucción autoinmune de las células ß también está relacionada con factores ambientales poco definidos. Aunque rara vez los pacientes son obesos, cuando la obesidad está presente no contradice el diagnóstico de este tipo de diabetes.

Los pacientes también son propensos a otros trastornos autoinmunes: enfermedad de Graves, tiroiditis de Hashimoto, enfermedad de Addison, vitíligo, enfermedad celiaca, hepatitis autoinmune, miastenia grave o anemia perniciosa.

B) Idiopática.

Algunas formas de DM 1 no tienen diagnóstico diferencial. Algunos pacientes tienen insulinopenia permanente y propensión a la cetoacidosis, pero no tienen evidencia de autoinmunidad. Solo una minoría de pacientes con diabetes tipo 1 entran en esta categoría y la mayoría son de ascendencia africana o asiática.

Esta forma de diabetes tiene un fuerte componente hereditario, carece de pruebas inmunológicas de autoinmunidad de las células ß, no están asociadas al HLA y el requerimiento absoluto de terapia de reemplazo de la insulina en los pacientes afectados puede ser intermitente.

Los pacientes con este tipo de diabetes sufren cetoacidosis episódica y muestran diferentes grados de deficiencia de insulina entre los episodios.

1.1.2.2.- Diabetes Mellitus tipo 2 (DM2)

Definida, de manera negativa, como toda aquella forma de diabetes no mediada inmunológicamente, contempla, desde pacientes con predominio de resistencia a la insulina y deficiencia relativa de la misma, hasta pacientes con predominio de la deficiencia en la secreción de insulina y resistencia a la misma.

Esta forma de diabetes, que corresponde al 90-95% de los pacientes, es conocida como diabetes no insulinodependiente, diabetes tipo 2, o diabetes de comienzo en el adulto e incluye a pacientes con resistencia a la insulina y que generalmente tiene deficiencia relativa (no absoluta) de insulina. Al menos al comienzo, y con frecuencia durante toda su vida, estas personas no necesitan tratamiento con insulina.

Aunque la etiología específica no se conoce, probablemente influyen muchas causas en este tipo de diabetes. No hay destrucción inmunológica de las células ß y los pacientes no tienen ninguna de las otras causas conocidas de diabetes. La mayoría de estos pacientes son obesos y la obesidad, por sí misma, causa cierto grado de resistencia a la insulina. Los pacientes que no son obesos, según los criterios tradicionales, pueden tener un porcentaje mayor de grasa corporal, distribuida principalmente en la región abdominal. Rara vez ocurre cetoacidosis de forma espontánea; suele ir asociada al estrés de otra enfermedad, como una infección.

El diagnóstico puede retardarse años. La hiperglucemia se desarrolla gradualmente y en las primeras etapas no suele ser lo suficientemente grave como para que el paciente note cualquiera de los síntomas clásicos de la diabetes, lo que no excluye el riesgo de desarrollar complicaciones macro y/o microvasculares.

La secreción de insulina es deficiente y no alcanza a compensar la resistencia a la misma. La situación puede mejorar bajando de peso y/o haciendo el tratamiento farmacológico de la hiperglucemia, pero rara vez se recupera la normalidad.

El riesgo de desarrollar esta forma de diabetes aumenta con la edad, la obesidad y la falta de actividad física. Se presenta con mayor frecuencia en las mujeres con diabetes mellitus gestacional (DMG) previa y en los individuos con hipertensión o dislipemia. Su frecuencia varía en diferentes subgrupos raciales y étnicos. A menudo se asocia con una fuerte predisposición genética, mayor que la DM1 autoinmune. Sin embargo, su genética es compleja y no está claramente definida.

1.1.2.3.- Otros tipos específicos de DM

A) Defectos genéticos de las células Beta

Algunas formas de diabetes se asocian con defectos autoinmunes de la función de las células ß. Se caracterizan, frecuentemente, por la aparición de hiperglucemia a una edad temprana (generalmente antes de los 25 años) y se las conoce como Diabetes Juvenil de Comiendo en la Madurez (**MODY**). Los pacientes presentan un deterioro en la secreción de insulina y un defecto mínimo o nulo en la acción insulínica.

Se heredan en forma autosómica dominante y hasta la fecha se han identificado anormalidades en *6 loci* genéticos de diferentes cromosomas.

La forma más común se asocia con mutaciones en el cromosoma 12, en relación con un factor de transcripción hepática conocido como Factor Nuclear de Hepatocitos (HNF)-1α. Otra variante se asocia con mutaciones en un gen del cromosoma 7p, siendo el resultado una molécula defectuosa de la enzima glucocinasa.

La glucocinasa sirve como "sensor de glucosa" para las células ß ya que convierte la glucosa en glucosa-6-fosfato, cuyo metabolismo, a su vez, estimula la secreción de insulina por las células ß. Por lo tanto, Debido a los defectos en el gen de la glucocinasa, se requiere un aumento de los niveles plasmáticos de glucosa para obtener niveles normales de la secreción de insulina.

Las formas menos comunes resultan de las mutaciones de otros factores de transcripción, como el HNF-4aα, el HNF-1ß, el factor promotor de insulina (IPF)-1 y el NeuroD1.

Se han hallado mutaciones puntuales en las mitocondrias del Ácido Desoxirribonucleico (ADN) que se asocian con diabetes y sordera. La más común se produce en la posición 3243 en el gen tRNA leucina, lo que lleva a una transición de A a G. Una lesión idéntica se produce en el síndrome MELAS (miopatía mitocondrial, encefalopatía, acidosis láctica y síndrome de tipo ictus), pero la diabetes no es parte de este síndrome, lo que sugiere diferentes expresiones fenotípicas de esta lesión genética.

En unas pocas familias se han identificado anomalías genéticas que dan lugar a la incapacidad para convertir la proinsulina en insulina; se heredan con un patrón autosómico dominante. La intolerancia a la glucosa que resulta, es leve.

Del mismo modo, la producción de moléculas de insulina mutante con el consiguiente deterioro del receptor vinculante, también ha sido identificada en unas pocas familias y se asocia con una herencia autonómica. Afecta ligeramente al metabolismo de la glucosa, que también puede ser normal.

B) Defectos genéticos en la acción de la insulina

Hay causas poco comunes de diabetes, como las derivadas de anomalías en la acción de la insulina, determinadas genéticamente. Las anomalías metabólicas asociadas a las mutaciones del receptor de la insulina, pueden variar, desde la hiperinsulinemia y la hiperglucemia leves, a la diabetes grave. Algunos pacientes, potadores de estas mutaciones, pueden presentar acantosis nigricans. Las mujeres pueden virilizarse y tener agrandamiento quístico de los ovarios.

En el pasado, este síndrome se denominaba resistencia a la insulina de tipoA. El leprechaunismo y el síndrome de Rabson-Mendenhall son dos síndromes pediátricos que presentan mutaciones en el gen del receptor de la insulina, con la consecuente alteración de la función del mencionado receptor y resistencia extrema a la insulina.

En el primero de los síndromes mencionados, los pacientes tienen rasgos faciales característicos y suele ser fatal en la infancia, el segundo asocia alteraciones en los dientes y las uñas, así como hiperplasia de la glándula pineal. Las alteraciones en la estructura y la función del receptor de insulina no pueden ser demostradas en pacientes con diabetes lipoatrófica con resistencia a la insulina. Se supone que la lesión debe residir en las vías de transducción de señales post receptor.

C) Enfermedades del páncreas endocrino

Cualquier proceso que dañe el páncreas, de forma difusa, puede ser causa de diabetes. La pancreatitis aguda, los traumatismos pancreáticos, la pancreatectomía y el carcinoma de páncreas, entre otros, se consideran causas potenciales, adquiridas, de diabetes. Con la excepción del cáncer pancreático, para que se produzca la diabetes en las demás enfermedades el daño pancreático debe ser extenso.

Los adenocarcinomas pancreáticos, aunque solo comprometan una parte de la glándula, se han asociado con diabetes. Ello implica un mecanismo que no es la simple reducción en la masa de células ß.

Si son suficientemente extensas, la fibrosis quística y la hemocromatosis también dañan las células pancreáticas, afectando a la secreción de insulina. La pancreatopatía fibrocalculosa puede estar acompañada de dolor abdominal irradiado a la espalda y calcificaciones pancreáticas identificadas en la radiografía. En la autopsia se ha hallado fibrosis pancreática y cálculos de calcio en los conductos exocrinos.

D) Endocrinopatías

Diferentes hormonas (hormona del crecimiento, cortisol, glucagón, epinefrina,...), antagonizan la acción de la insulina. El aumento excesivo de las mismas, ligado a distintos síndromes (acromegalia, síndrome de Cushing, glucagonoma, feocromocitoma), pueden ser causa de diabetes. En general, tiene lugar en individuos con defectos preexistentes en la secreción de insulina; cuando el exceso hormonal se normaliza, la hiperglucemia se corrige.

La hipopotasemia, presente en patologías como el somatostatinoma y el aldosteronoma, puede ser causa de diabetes, en parte, por la inhibición de la secreción de insulina. En general, la hiperglucemia también se resuelve después de lograr la supresión del tumor.

E) Diabetes inducida por fármacos o sustancias químicas

Distintos medicamentos pueden afectar a la secreción de insulina; no causan diabetes por sí mismos, sino que pueden desencadenarla en individuos con resistencia previa a la insulina. En tales casos, la clasificación es incierta; se desconoce cuál es la secuencia o la importancia relativa de la disfunción de las células ß y la de la resistencia a la insulina.

Ciertas toxinas como el Vacor (un rodenticida) y la pentamidina intravenosa permanente pueden destruir las células ß. Afortunadamente, tales reacciones son poco frecuentes.

Diferentes fármacos y algunas hormonas, pueden afectar a la acción de la insulina; el ácido nicotínico y los glucocorticoides, entre ellos. Se ha informado que los pacientes que reciben interferón desarrollan diabetes asociada a anticuerpos contra las células de los islotes y, en ciertos casos, se produce una deficiencia grave de la insulina.

F) Infecciones

Ciertos virus han sido asociados a la destrucción de las células ß. Los pacientes con rubéola congénita pueden desarrollar diabetes, aunque la mayoría de estos pacientes tienen marcadores HLA e inmunológicos característicos de la DM 1. Coxsackie B, citomegalovirus, adenovirus y de la parotiditis, han sido implicados en la inducción de ciertos casos de diabetes.

G) Formas poco comunes de diabetes mediada por inmunidad.

En esta categoría, hay 2 condiciones conocidas, y otras que lo son menos y probablemente tengan relación con casos de diabetes.

El síndrome del hombre rígido es una enfermedad autoinmune del sistema nervioso central. Se caracteriza por la rigidez de los músculos axiales y la presencia de espasmos dolorosos. Estos pacientes suelen tener títulos elevados de autoanticuerpos GAD y, aproximadamente un tercio de los mismos, desarrolla diabetes.

La unión de los anticuerpos anti receptor de insulina al receptor, puede causar diabetes al bloquear la unión de la insulina a su receptor en los tejidos diana. Sin embargo, en algunos casos, estos anticuerpos pueden actuar como agonistas de la insulina después de su unión al receptor y por lo tanto causar hipoglucemia. Los anticuerpos anti receptor de insulina se encuentran, ocasionalmente, en los pacientes con lupus eritematoso sistémico y en los portadores de otras enfermedades autoinmunes.

Al igual que en otros estados de extrema resistencia a la insulina, los pacientes con anticuerpos anti receptor de insulina suelen presentar acantosis nigricans. En el pasado este síndrome se denominaba de resistencia a la insulina de tipo B.

H) Otros síndromes genéticos a veces asociados a la diabetes

Anomalías cromosómicas como el síndrome de Down, el síndrome de Klinefelter o el síndrome de Turner se acompañan de una mayor incidencia de diabetes.

El síndrome de Wólfram es un trastorno autosómico recesivo caracterizado por la presencia de diabetes por deficiencia de insulina y ausencia de células ß en la autopsia. Entre las manifestaciones adicionales se hallan la diabetes insípida, el hipogonadismo, la atrofia óptica y la sordera neurológica.

I) Diabetes mellitus gestacional (DMG)

Durante años la DMG ha sido definida como cualquier grado de intolerancia a la glucosa que se inicia durante el embarazo.

Si bien la mayoría de los casos se resuelve con el parto, la definición se aplicaba independientemente de que la condición persistiese o no después del embarazo y no excluye la posibilidad de que la intolerancia a la glucosa, no reconocida, pueda haber comenzado, precedido o aparecido en forma concomitante con el embarazo. Esta definición facilitó una estrategia uniforme para la detección y la clasificación de la DMG; sus limitaciones han sido reconocidas durante muchos años.

A medida que la epidemia actual de obesidad y diabetes ha llevado a más casos de diabetes tipo 2 en las mujeres en edad fértil, el número de embarazadas con diabetes tipo 2, no diagnosticada, ha aumentado.

Después de las deliberaciones en el período 2008-2009, International Asociation of Diabetes y Pregnancy Study Groups (IADPSG), un grupo de consenso internacional con representantes de múltiples organizaciones de obstetricia y diabetes, incluyendo la American Diabetes Association (ADA), ha recomendado, que las mujeres de alto riesgo, en las que se objetiva diabetes en su primera visita prenatal, usando un criterio estándar, sean diagnosticadas de diabetes manifiesta, no gestacional.

Aproximadamente el 7% de todos los embarazos (del 1 a 14% de las pacientes, dependiendo de la población estudiada y las pruebas de diagnóstico empleadas) se ven complicados por la DMG, lo que resulta en más de 200.000 casos anuales.

J) Categorías de mayor riesgo de diabetes

Desde 1997 se han identificado dos grupos de población en los que los niveles de glucemia no cumplen criterios de DM, pero tampoco pueden ser considerados normales. Se trata de individuos con glucemia basal alterada (GBA) o con intolerancia a la glucosa (ITG), y para ambos se usa el término prediabetes, en referencia al alto riesgo de desarrollo de DM en el futuro. En el documento actual, estos grupos no son considerados entidades clínicas en sí mismas, sino, más bien, factores de riesgo tanto para desarrollar DM como enfermedad cardiovascular (ECV).

En 2003, el Comité de Expertos de la ADA descendió el punto de corte para GBA a 100 mg/dl, si bien la Organización Mundial de la Salud (OMS) y otras organizaciones siguen considerándolo en 110 mg/dl.

Los estudios prospectivos que utilizan la hemoglobina glicosilada (HbA1c) para predecir la progresión a DM, demuestran una asociación fuerte y continua entre la HbA1c y la DM. Es razonable considerar, dentro de la categoría de prediabetes, a un tercer grupo de individuos, aquellos que presentan niveles de HbA1c de 5,7 a 6,4 %.

Los individuos con GBA, ITG o HbA1c entre 5,7-6,4 %, deben ser informados del riesgo de desarrollar DM y ECV, y aconsejados sobre estrategias preventivas. Las intervenciones deberían ser más intensivas en aquellos individuos con HbA1c > 6 %, por considerarles de muy alto riesgo.

1.1.3.- Patogenia (18)

1.1.3.1.- Diabetes Mellitus tipo 1

La DM 1 es una enfermedad autoinmune que se desarrolla como consecuencia de la interacción entre factores genéticos, inmunológicos y ambientales. Según el concepto tradicional, en su patogenia intervienen factores ambientales que desencadenan una respuesta inmunitaria contra la célula β de los islotes de Langerhans, en individuos genéticamente susceptibles. La destrucción autoinmune de la célula β de los islotes pancreáticos conduce a una deficiencia absoluta de insulina.

La insulina es una hormona con efectos anabólicos y catabólicos; su déficit determina un menor consumo periférico de glucosa, un estado de excesiva gluconeogénesis renal y hepática, un incremento de la proteólisis en el músculo y un aumento de la lipolisis. Este último efecto determina la formación de cuerpos cetónicos a partir de ácidos grasos libres y, si el paciente no recibe tratamiento con insulina exógena, se desarrolla un cuadro de cetoacidosis diabética (CAD).

Entre los factores ambientales que se han implicado en la patogenia de la diabetes mellitus tipo 1, se incluyen factores de origen dietético tales como la introducción precoz del gluten o de la leche de vaca en la dieta. Infecciones virales, principalmente Enterovirus, también se han relacionado con la existencia de la diabetes.

Los factores genéticos contribuyen en un porcentaje aproximado de un 50% en la patogenia de la diabetes. No se ha identificado, hasta la fecha, ninguna variante alélica de ningún gen que pueda inducir, por sí sola, una diabetes mellitus tipo 1; hablamos de la diabetes mellitus tipo 1 como de una enfermedad poligénica, con patrón de herencia no conocido.

Se han considerado más de 50 regiones del genoma humano que podrían intervenir en el desarrollo de la diabetes mellitus tipo 1. Los genes con mayor potencialidad en la susceptibilidad a diabetes tipo 1 están localizados en el complejo HLA 22, situado en el brazo corto del cromosoma 6. Estos genes explican un 45% de la susceptibilidad genética para la enfermedad.

Los genes HLA codifican proteínas relacionadas con el reconocimiento inmune. Las moléculas HLA de clase I (HLA A, B y C) y de clase II (HLA DR, DQ y DP) son glicoproteínas que controlan la respuesta inmune, expresándose en la superficie de las células presentadoras de antígenos. Estas moléculas HLA se unen a los antígenos y los presentan a los linfocitos T, responsables de la destrucción autoinmune de la célula β.

El reconocimiento de un determinado antígeno y la consiguiente activación del sistema inmune estarán condicionados por las moléculas HLA de cada individuo. Los genes de la región HLA se transmiten a la descendencia "en bloque" y cada bloque recibe el nombre de halotipo.

El halotipo es el conjunto de alelos o secuencias de ADN ubicados en *loci,* muy próximos entre sí y que se heredan conjuntamente. De este modo, cada individuo hereda un halotipo HLA paterno y otro materno, que se expresan de forma codominante.

El tipaje HLA es el análisis de laboratorio que permite conocer los alelos HLA de un determinado individuo. Numerosos estudios han demostrado que alelos específicos localizados en los *loci* HLA de clase II (DRB1, DQA1, DQB1), se asocian fuertemente con riesgo aumentado de diabetes tipo 1.

Los alelos que se han relacionado principalmente con aumento de riesgo de diabetes tipo 1 son el HLA DR3-DQA1*0501-DQB1*0201 y el HLA DR4-

DQA1*0301-DQB1*0302, presentes en la mayoría de los pacientes con diabetes mellitus tipo 1 de origen caucásico, mientras que el alelo HLA DR2-DQB1*0602 tiene un efecto protector.

Los anticuerpos frente a la célula β de los islotes pancreáticos están presentes en la circulación como marcadores del proceso destructivo autoinmune mediado por los linfocitos T; no existe evidencia de la participación de dichos anticuerpos en el proceso destructivo dirigido hacia a la célula β.

Los anticuerpos descritos como marcadores de la destrucción autoinmune de la célula β son los ICA (anticuerpos frente a las células de los islotes), anti-GAD (anticuerpos frente a la decarboxilasa del ácido glutámico), anti-IA2 (anticuerpos frente a la tirosín-fosfatasa) y AAI (anticuerpos antiinsulina).

Los ICA reaccionan frente a los islotes pancreáticos de forma inespecífica, puesto que interaccionan con el citoplasma de todas las células de los islotes pancreáticos, tanto de las células β, productoras de insulina, como de las células productoras de glucagón, de somatostatina y de polipéptido pancreático.

Los anti-GAD reaccionan frente a la enzima GAD, presente en los islotes pancreáticos, así como en el sistema nervioso central y en las gónadas. Esta enzima interviene en la síntesis del neurotransmisor inhibitorio Ácido Gamma Aminobutírico (GABA) a partir del ácido glutámico.

La proteína IA-2, una tirosín-fosfatasa, es una proteína transmembrana del gránulo secretor de insulina. Esta proteína es un importante autoantígeno neuroendocrino y también parece tener un papel en la regulación de la síntesis de insulina.

La insulina, específica y exclusiva de la célula β pancreática, es la célula diana para los AAI. Los pacientes diabéticos que han recibido insulina exógena pueden desarrollar una respuesta inmune frente a la misma; se debe realizar la determinación de AAI antes de iniciar la insulinoterapia o en las primeras semanas tras el inicio de la misma.

Recientemente se ha identificado el transportador celular de Zinc 8 (ZnT8) como otro autoantígeno en pacientes con diabetes tipo 1. El ZnT8 es un transportador específico de la célula β y está localizado en la membrana de los gránulos de secreción de la insulina. Pertenece a la familia de los transportadores de zinc (ZnT8) y contiene seis dominios transmembrana y un residuo entre los dominios 4 y 5 para la unión del zinc. Este transportador permite el paso de iones de zinc desde el citoplasma al interior de los gránulos de secreción de insulina. La insulina, almacenada en los gránulos de secreción, se une a los iones de zinc y ambos son liberados conjuntamente en el proceso de exocitosis inducido por glucemia.

La inclusión de la determinación de anticuerpos frente al ZnT8, en pacientes con diabetes mellitus tipo 1 o en pacientes en riesgo de presentarla, podría aumentar la capacidad discriminativa del estudio inmunológico de la diabetes, puesto que se han encontrado anticuerpos frente al ZnT8 en un 60-80% de los pacientes con diabetes mellitus tipo 1 y en menos de un 2% de los controles. Tales anticuerpos se detectan, también, en un 15-20% de pacientes con autoinmunidad ICA, GAD, AAI e IA-2 negativa.

1.1.3.2.- Diabetes Mellitus tipo 2

La diabetes mellitus tipo 2 se define negativamente, es decir, es la diabetes NO asociada a procesos autoinmunes, y se distinguen dos grandes grupos dentro de los pacientes con DM 2: la asociada a la obesidad y la no asociada a la obesidad.

Diabetes tipo 2 asociada a Obesidad: alrededor del 85% de los diabéticos son obesos. En su origen se han implicado:

A) Factores Genéticos

Estudios en gemelos homocigóticos han demostrado que, cuando uno de los hermanos es diabético, el otro lo será en el 90% de los casos, en un plazo de cinco años. La base genética de ello no han podido dilucidarse, debido a la heterogeneidad del padecimiento, al comienzo tardío típico de la enfermedad y a la importancia del factor ambiental, entre los que se incluyen la obesidad, la actividad física, la toma de fármacos y las carencias nutricionales.

Por tanto, podemos decir que la diabetes tipo 2 asociada a la obesidad es una enfermedad de herencia poligénica, cuyo fenotipo es el efecto acumulativo de una expresión defectuosa de más de un gen, en un contexto específico.

B) Mecanismos Patogénicos

Existen tres factores clave en la aparición de la hiperglucemia: la resistencia a la insulina, las alteraciones en la secreción de la misma y el aumento de la producción hepática de glucosa durante el ayuno y la postingesta.

Estas alteraciones se producen debido a la resistencia a la insulina en el tejido hepático con aumento de las concentraciones de glucagón.

Los dos factores más importantes que caracterizan a la diabetes tipo 2 asociada a la obesidad, son: la resistencia a la acción periférica de la insulina y la secreción anómala de la misma. Su desarrollo se explica mediante dos hipótesis:

- La alteración primitiva sería la resistencia a la acción de la insulina, por lo que se requieren concentraciones más elevadas de insulina para ejercer una respuesta cuantitativamente normal

- La alteración inicial sería un defecto en la secreción de insulina, lo que originaría un aumento de la glucemia y esta, a su vez, un aumentode la insulinemia.

C) Factores ambientales

Los factores más relevantes implicados en la génesis de la diabetes son la obesidad, el sedentarismo y la malnutrición fetal.

La obesidad está ligada, en un 80%, a la diabetes. Se considera la resistencia a la insulina como un factor añadido a la propia obesidad, ya que esta resistencia esté presente en los diabéticos no obesos.

El sedentarismo es otro factor que facilita su desarrollo, al haberse observado, en pacientes que realizan ejercicio, una disminución en la resistencia a la insulina, probablemente relacionado con la regulación del transporte de glucosa en el músculo estriado.

El retraso en el crecimiento uterino se ha considerado como un factor de riesgo para el desarrollo de la obesidad, lo que a su vez, es un factor condicionante de la resistencia insulínica.

Diabetes tipo 2 no asociada a Obesidad

a.- DM del adulto de inicio juvenil

b.- Asociada a mutaciones del gen de la insulina

c.- Asociada a mutaciones del gen receptor de insulina

d.- Asociada a alteraciones genéticas mitocondriales

e.- Diabetes autoinmune latente en el adulto

f.- Diabetes gestacional

Han sido descritas con anterioridad en otros apartados.

1.1.4.- Prevalencia

La DM es una enfermedad crónica de alta prevalencia, con un alto coste social y un gran impacto sanitario. El desarrollo de complicaciones agudas y crónicas, produce una disminución de la calidad y esperanza de vida de estos pacientes. Se considera una de las principales causas de invalidez y mortalidad prematura en la mayoría de los países desarrollados.

La OMS, y otras organizaciones como la ADA, prevén un rápido aumento en el número de nuevos casos de diabetes en todo el mundo, lo que elevaría su prevalencia a más del 15% para el año 2020, con un mayor impacto relativo en los países en desarrollo, (Figura 1) (19).

La consecuencia del incremento de la diabetes se refleja claramente en la carga que representa para los servicios de salud; se considera que la atención de esta enfermedad y sus complicaciones, supone entre el 9 y el 14% de los presupuestos de salud en Europa y en EE.UU.

En el año 2003 representó 64 mil millones de dólares en 25 países europeos.

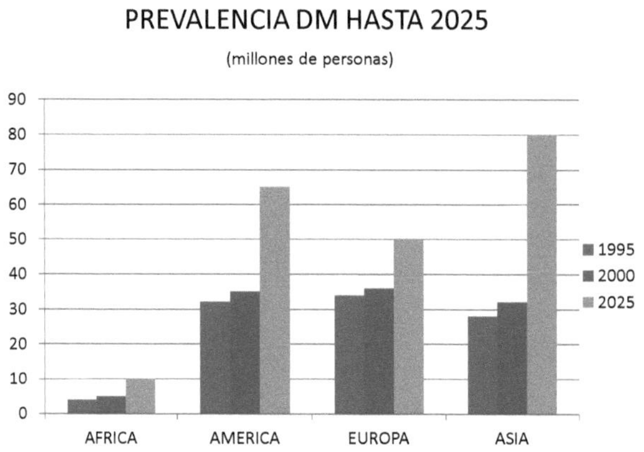

Figura 1. Prevalencia DM hasta 2025. Adaptado de Amos AF et al (19)

En España la prevalencia estimada de DM se sitúa en torno a un 6,5%, para la población entre los 30 y 65 años, oscilando entre el 6 y el 12%.

En nuestro entorno, la Comunidad Autónoma de Madrid, la prevalencia global de DM en la población adulta es del 8,1%, mayor en hombres que en mujeres (10,2% y 6% respectivamente) y aumenta progresivamente con la edad, alcanzando el 23,1% en el grupo de 70 a 74 años (21).

El paciente diabético representa alrededor del 30-40% del total de pacientes atendidos en los Servicios de Urgencias Hospitalarios y son diabéticos alrededor del 25% de los enfermos hospitalizados, tanto en el área médica como en la quirúrgica (5)

La incidencia anual de la DM tipo 1, por 100.000 habitantes, oscila entre el 9,5 y el 25%, en menores de 14 años (cifras muy variables, siendo mayores cuanto más reciente en el tiempo es el estudio realizado); es del 9,9% entre los 15 y los 29 años (5)

La incidencia varía según la edad y la muestra y existen dos picos de máxima frecuencia: uno entre los 2 y los 5 años y otro en la edad prepuberal.

En el grupo de 0 a 14 años no existen diferencias entre sexos y sí entre los 15 y los 30 años, con un claro predominio en los varones.

Por países, la incidencia de la diabetes mellitus tipo 1 oscila entre menos de 1 caso anual por 100.000 habitantes, en el grupo de edad de 0 a 14 años, en zonas de baja incidencia, como Japón, China, Corea, India y Venezuela y más de 40 casos por 100.000 habitantes y año en las zonas de alta incidencia, como Finlandia y Cerdeña (22).

En España, la diabetes mellitus tipo 1 supone un 10% del total de de los enfermos diagnosticados y presenta una incidencia ajustada a la edad, entre 11 y 20 casos anuales por 100.000 habitantes Se trata de valores intermedios en relación con otros países europeos.

La incidencia de la DM 1 ha ido en aumento en todo el mundo en las tres últimas décadas, con un incremento anual del 3% (23). Este aumento es más marcado en los grupos de edad más jóvenes, mientras que en los pacientes con diagnóstico en la edad adulta, la incidencia ha aumentado, permanecido estable o decrecido, según los diferentes estudios.

Los datos de la incidencia de DM 2 en España, oscilan entre 8,1 y 10,8 nuevos casos por 1.000 habitantes y año, según la Estrategia de Diabetes del Sistema Nacional de Salud.

Según lo publicado por la Dirección General de Salud Pública en Castilla La Mancha, entre 1980 y 2004 en España se produjeron una media de 8.857 defunciones anuales por diabetes mellitus, lo que supone el 2,7% (1,8% en varones y 3,6% en mujeres) de las defunciones con respecto al total de causas de muerte.

1.1.5.- Diagnóstico .Criterios actuales para el diagnóstico de DM (24)

1) HbA1c > / = 6,5: la prueba debe realizarse en el laboratorio, usando el método certificado por el National Glycohemoglobin Standarizado Program y estandarizado por el ensayo DCCT (Diabetes Control and Complications Trial)

2) Glucemia en ayunas >/ = 126 mg/dl: el ayuno se define como la falta de ingesta calórica durante al menos 8horas.

3) Dos glucemias >/= 200 mg/dl durante la prueba de tolerancia a la glucosa oral (PTGO): esta prueba debe realizarse como lo indica la OMS, con una carga de glucosa equivalente a 75 g de glucosa anhidra disuelta en agua.

4) Una glucemia al azar > / = 200 mg/dl: en un paciente con síntomas clásicos de hiperglucemia o crisis hiperglucémica.

5) En ausencia de hiperglucemia inequívoca, el resultado debe confirmarse por la repetición del análisis.

Una cifra diagnóstica de diabetes mellitus, con cualquiera de los test mencionados, salvo si hay síntomas de hiperglucemia o hiperglucemia severa, ha de confirmarse mediante una segunda determinación, preferentemente con el mismo test realizado.

En determinadas circunstancias, como hemoglobinopatías o situaciones con turnover de hematíes alterado (gestación, anemia ferropénica, hemólisis), el diagnóstico debe hacerse solo con los criterios de glucemia

En ocasiones se dispone de resultados de dos test diferentes (p. ej. glucemia en ayunas y hemoglobina glicosilada) de un mismo paciente. Si los resultados de ambos test están por encima del punto de corte, se establece el diagnóstico de diabetes mellitus; si son discordantes, se deberá repetir el que esté por encima del punto de corte para poder confirmar el diagnóstico de DM, y si esta segunda determinación estuviera por debajo del mencionado punto de corte diagnóstico, se recomienda el seguimiento del paciente y repetir la prueba en los próximos 3 a 6 meses.

Dentro de la categoría de pre diabetes y como individuos de riesgo elevado para el desarrollo de la misma, cuando:

-Glucemia basal alterada: glucemia plasmática en ayunas entre 100- 125 mg/dl

-Intolerancia a la glucosa: glucemia plasmática, tras la prueba de tolerancia oral a la glucosa, entre 140 y 199 mg/dl

- Niveles de hemoglobina glicosilada (HbA1C) de 5,7 a 6,4%.

Estos individuos deben ser informados del riesgo de desarrollar diabetes y/o enfermedad cardiovascular.

1.1.6.- Complicaciones Agudas de la Diabetes

Las complicaciones de la DM son bien conocidas, tanto las agudas (hiperglucemia, hipoglucemia, cetoacidosis, situación hiperosmolar), como las crónicas, tanto a nivel microvascular (retinopatía diabética, nefropatía diabética, neuropatía diabética) como macrovascular (enfermedad cerebrovascular, enfermedad coronaria, enfermedad vascular periférica).

Todas ellas están en relación directa con los llamados factores de riesgo cardiovascular (FRCV): hiperglucemia, hipertensión arterial, dislipemia, obesidad y tabaquismo.

En este sentido, son numerosos los estudios (United Kingdom Prospective Diabetes Study (UKPDS), DCCT, DIGAMI, CARE, LIPIT, 4S, AFCAPS/Tex CAPS, Antiplatelet Trialists,...) cuyo nexo común es la diabetes, y todos concluyen en la necesidad del control de los FRCV.

La Asociación Americana de Diabetes (ADA), con el fin de reducir la elevada morbi-mortalidad en pacientes diabéticos, ha propuesto estrictos objetivos clínicos y de laboratorio para un control metabólico ideal. El cumplimiento de estos objetivos en el cuidado de la diabetes han sido subóptimos en diversos estudios clínicos.

Así, en un estudio realizado en Estados Unidos (25) únicamente un 37% de los pacientes logran el nivel ideal de hemoglobina glicosilada A1c (HbA1c<7%); un 35,8% logran presión arterial menor de 130/80 mm Hg; y el 48,2% logra un colesterol total menor de 200 mg/dl. Los autores concluyen que sólo el 7,3 % de los pacientes diabéticos logran estas tres metas de tratamiento.

La HbA1c es el mejor parámetro para estimar el control glucémico. Aporta información sobre el grado de control en los últimos 24 meses y se correlaciona con la aparición de complicaciones a largo plazo.

La mayoría de Consensos y Sociedades Científicas (ADA,SED), el Grupo de Estudio de la Diabetes en Atención Primaria de Salud (GEDAPS)), consideran como objetivo de control valores de HbA1c por debajo de 7%, aunque los estudios realizados en Atención Primaria, Especializada y Hospitales demuestran que el grado de control dista mucho del ser el óptimo.

Una publicación del ámbito europeo (26) refleja la relevancia del control estricto de la hiperglucemia para la prevención de las complicaciones de la diabetes, dando instrucciones sobre objetivos del control glucémico en el paciente diabético, las opciones terapéuticas (antidiabéticos orales, insulina intravenosa, insulina subcutánea) y la planificación del tratamiento.

1.1.6.1.- Cetoacidosis Diabética

Se trata de una descompensación metabólica grave que suele darse en pacientes con DM tipo 1, como resultado de la deficiencia casi absoluta de insulina y en circunstancias especiales como enfermedades intercurrentes, estrés físico o psicosocial, omisión consciente o inconsciente del tratamiento con insulina o fallo en la bomba de perfusión (27.)

Para que tenga lugar es necesaria la combinación de una deficiencia de insulina y un aumento relativo o absoluto en la concentración de glucagón. Este estado suele producirse al suspender la insulina o como consecuencia de la presencia de estrés físico o emocional mientras se mantiene el tratamiento insulínico.

Manifestaciones clínicas:

- Derivadas de la deshidratación: hipotensión, taquicardia, retraso del relleno capilar, cambios posturales de presión y pulso, sequedad de piel y mucosas, gran sensación de sed.

- Derivadas de la acidosis metabólica: respiración de Kussmaul (resultado de un intento por eliminar Dióxido de Carbono (CO_2)), taquipnea, dolor torácico por gran uso de músculos accesorios, aliento cetósico.

- Dolor abdominal por los vómitos y la deshidratación.

- Signos de hiperosmolaridad: confusión progresiva, pérdida de conciencia, convulsiones.

- Poliuria por la hiperglucemia y la diuresis osmótica. En casos severos puede aparecer oliguria.

Datos de laboratorio:

- Hiperglucemia, habitualmente por encima de 300 mg/dL.

- Cetonemia, con cetonas totales (Beta Hidroxibutirato (βOHB) y acetoacetato) en suero superiores a 3 mmol/L.

- PH sanguíneo menor de 7,3 o bicarbonato sanguíneo menor de 15 mEq/L.

Otras alteraciones analíticas:

- Pseudohiponatremia por la hiperglucemia y la hiperlipemia; el agua intracelular pasa al compartimento extracelular. Por cada aumento de 100 mg/dL de glucosa puede disminuir el sodio unos 2 mEq /L.

Na (sodio) corregido = Na medido + 1,6 X ((glucosa (mg/dL) – 100) / 100)

- El potasio puede aparecer en rango normal aunque en realidad suele estar disminuido; la acidosis metabólica facilita el paso del potasio intracelular al espacio extracelular, y se puede perder con la orina o con los vómitos. Puede desarrollarse, por tanto, hipopotasemia, mayor al corregir la acidosis pues volverá al espacio intracelular.

- Los cuerpos cetónicos pueden medirse en orina y en plasma. En orina se determina el acetoacetato; en plasma el βOHB, predominante en la CAD. Es preferible la determinación en sangre. Con la corrección de la acidosis metabólica, el βOHB plasmático se oxida a acetoacetato, por lo que en la mejoría clínica y metabólica, los resultados de la determinación de cuerpos cetónicos en orina será aún más positiva.

Tratamiento

Existen cuatro pilares básicos sobre los que se fundamenta el tratamiento de esta alteración metabólica: el aporte de líquidos, el aporte de insulina, sola inicialmente y después con glucosa, el aporte individualizado de potasio y la administración de bicarbonato cuando sea necesario.

La cetoacidosis tarda más en corregirse que la propia hiperglucemia, por lo que cuando la glucemia va corrigiéndose, es necesario seguir aportando insulina y glucosa hasta revertir la cetogénesis.

1.1.6.2.- Situación Hiperosmolar

Se trata de una descompensación metabólica grave, que suele darse en adultos de más de 50 años y casi exclusivamente en pacientes con DM 2, incluso en los no diagnosticados previamente. Diferentes enfermedades y fármacos pueden precipitar este cuadro.

La descompensación diabética hiperosmolar no cetósica suele ser una complicación de la diabetes no insulinodependiente. Puede aparecer después de maniobras como la diálisis peritoneal, la hemodiálisis, la alimentación por sonda con fórmulas ricas en proteínas, sobrecarga de hidratos de carbono por vía venosa o el empleo de fármacos osmóticos, como el manitol y la urea. Fármacos desencadenantes son la difenilhidantoína, los esteroides, los agentes inmunosupresores y los diuréticos.

Su comienzo suele ser insidioso, con poliuria y polidipsia. Las manifestaciones neurológicas posteriores, son más frecuentes que en la CAD y pueden ser de todo tipo.

Se encuentran signos de deshidratación como la hipotensión, taquicardia, taquipnea y fiebre.

Datos clínicos característicos de la Situación Hiperosmolar (SH):

- Hiperglucemia, habitualmente por encima de 600 mg/dL.

- Ausencia de cetosis y, en la mayoría de los casos, de acidosis; puede aparecer un pH de hasta 7,30 por acumulación de ácido láctico o la presencia de acidosis respiratoria o metabólica acompañante.

- Deshidratación hiperosmolar con osmolaridad plasmática mayor de 320 mmol/L.

- Las alteraciones del potasio son variables; es necesario su determinación y su reposición en caso necesario, habitualmente en velocidades de infusión algo menores que en la CAD.

- El sodio plasmático suele presentar valores mayores que en la cetoacidosis diabética, a pesar de que en la situación hiperosmolar la glucemia es también mayor.

- Otras determinaciones analíticas que suelen estar elevadas son el hematocrito, Nitrógeno ureico (BUN) en Sangre y la creatinina. (Tabla1)

	CAD			SH
	Leve	Moderada	Grave	
Glucosa en plasma	>250	>250	>250	>600
pH	7,25-7,30	7,00-7,24	<7,00	>7,30
HCO_3 plasmático	15-18	10-15	<10	>15
Cetonuria o Cetonemia	Positiva	Positiva	Positiva	Negativa
Osmolaridad plasmática	Variable	Variable	Variable	>320
Anión GAP Na – (Cl + HCO_3)	>10	>12	>12	<12
Estado Neurológico	Alerta	Obnubilado	Coma, estupor	Coma, estupor

Tabla1. Parámetros analíticos en cetoacidosis diabética y situación hiperosmolar. CAD: Cetoacidosis diabética. SH: Situación Hiperosmolar

Las manifestaciones neurológicas en el SH se correlacionan con el grado de osmolaridad y el grado de deshidratación de la célula cerebral. La rehidratación es el objetivo principal del tratamiento, pero si se hace en exceso puede empeorar su funcionamiento. Es prioritario el aporte de fluidos, antes que la corrección de la glucemia y sería deseable, en pacientes con insuficiencia cardiaca o insuficiencia renal previas, mediante el control de la presión venosa central.

1.1.6.3.- Hipoglucemia

Bioquímicamente se puede definir como un valor de glucemia menor de 50 mg/dL. La aparición de síntomas relacionados con la hipoglucemia varía de forma individual; se confirma el diagnóstico cuando aparecen síntomas, con valores de glucemia compatibles y con alivio de los mismos al tratarla (triada de Whipple).

Ocasionalmente los síntomas pueden aparecer ante un descenso brusco de la glucemia y estar en valores normales.

El descenso de la glucemia produce la secreción de hormonas contrarreguladoras, de acción rápida como el glucagón y la adrenalina, y de acción más lenta como el cortisol y la hormona del crecimiento, y son causa de algunos de los síntomas que presentan los pacientes.

Síntomas de la hipoglucemia:

- De causa adrenérgica: hambre, sudoración, taquicardia, palpitaciones, temblores, ansiedad y parestesias

- Por el déficit de glucosa a nivel del sistema nervioso central: visión borrosa, cambios de la temperatura corporal, reducción de la capacidad de concentración, mareo, confusión, alteraciones de la conducta, focalidad neurológica, convulsiones, pérdida de conciencia, coma.

Tratamiento de la hipoglucemia:

- El aporte de glucosa en sus distintas formas.

- Si la hipoglucemia es leve y el paciente está consciente, es de elección la vía oral con con15-20 g de glucosa. En los demás casos y a nivel hospitalario, deben utilizarse las soluciones glucosadas o la glucosa al 50% (Glucosmon®).

- En los casos refractarios puede ser necesario la inyección de hidrocortisona o adrenalina. A nivel extrahospitalario, en estos casos, se suele emplear el glucagón por vía subcutánea.

1.2.- Morbi-mortalidad. Impacto de la Diabetes Mellitus en la Salud a largo plazo

El paciente diabético puede padecer diversas complicaciones que se asocian a morbilidad y mortalidad prematuras. Algunos enfermos no desarrollan nunca estos problemas y otros muestran un comienzo precoz de los síntomas derivados de ellos, aunque en general éstos se desarrollan de 15 a 20 años después del diagnóstico de la hiperglucemia. (28, 29)

Un enfermo puede presentar manifestaciones de varias complicaciones de forma simultánea; en otros casos predomina una de ellas.

1.2.1.- Enfermedad de órgano diana

1.2.1.1.- Patogenia

La aterosclerosis ocurre de forma más extensa y precoz que en la población general. No se conoce la causa de esta aterosclerosis acelerada, aunque podría influir la glicosilación no enzimática de las lipoproteínas.

Las lipoproteínas de baja densidad oxidadas (LDL) contribuyen a la aterosclerosis, ya que no se unen al receptor normal de las LDL, sino a otro receptor, el acetil-LDL. Se desconoce si la diabetes aumenta la oxidación de LDL, aunque sí modifica la relación entre las lipoproteínas de alta densidad (HDL) y las LDL.

Otros factores discutidos son, el aumento de la adherencia plaquetaria como consecuencia de un aumento de la síntesis de tromboxano A2 y la disminución de la síntesis de prostaciclina.

Las lesiones ateroscleróticas producen síntomas en función de sus diversas localizaciones. Los depósitos periféricos provocan claudicación intermitente, gangrena e impotencia en el varón, de etiología vascular. La reparación quirúrgica de las lesiones de los grandes vasos no da ningún resultado por la presencia simultánea de enfermedad diseminada en los pequeños vasos.

La arteriopatía coronaria y el ictus cerebro vascular, son frecuentes, probablemente de etiología multifactorial. Se ha sugerido que la vía del poliol, por la cual la glucosa se reduce a sorbitol a través de la enzima aldol-reductasa, desempeña un papel de primer orden.

El sorbitol, que funciona en principio como una toxina tisular, se ha implicado en la patogenia de la retinopatía diabética, la neuropatía diabética, las cataratas, la nefropatía y la enfermedad aórtica en el enfermo diabético. El mecanismo de acción se conoce, sobre todo en la neuropatía diabética experimental, en la que la acumulación de sorbitol se asocia a una disminución del contenido de mioinositol, anomalías del metabolismo de los fosfoinosítidos y reducción de la actividad sodio-Potasio-Adenosín Trifosfato (Na^+-K^+-ATPasa) (30,31)

La importancia de la vía del poliol en el inicio de la neuropatía experimental, se demostró al comprobar que la inhibición de la aldo-reductasa impedía el descenso del contenido tisular de mioinositol y la disminución de la actividad de la ATPasa. No se ha observado deficiencia de mioinositol en muestras de biopsia del nervio safeno externo de pacientes con neuropatía diabética, a diferencia de lo que ocurre en animales. La inhibición de la aldol-reductasa evita las cataratas y la retinopatía experimentales.

Es probable que la neuropatía y la retinopatía diabéticas dependan fundamentalmente de la activación de la vía poliólica, que, a su vez, podría intervenir en la nefropatía diabética (32).

La glicación proteica es el segundo mecanismo patogénico a considerar. Consiste en la adición enzimática de las hexosas de las proteínas, aunque los datos son menos concluyentes.

El efecto de la glicación sobre la hemoglobina afecta a numerosas proteínas del organismo que se alteran de forma similar, modificando su función. Algunos ejemplos son: la albúmina plasmática, las proteínas del cristalino, la fibrina, la colágena, las lipoproteínas y el sistema de reconocimiento glucoproteico de las células endoteliales hepáticas (33).

Las LDL glicadas no son reconocidas por el receptor normal de las LDL, con lo que aumenta su vida media plasmática. Por el contrario, las HDL glicadas sufren un recambio más rápido que las HDL nativas. Se ha sugerido que la colágena glicada atrapa las LDL a una velocidad 2 a 3 veces superior a la de la colágena normal. Probablemente la aterosclerosis acelerada de la diabetes podría relacionarse con el efecto combinado de las LDL glicadas, que no se unen normalmente a los receptores de LDL, sino que quedarían atrapadas por los macrófagos y la colágena glicada de los vasos sanguíneos y de otros tejidos. La colágena glicada es menos soluble y más resistente a la degradación por la colagenasa, que la colágena nativa. Sin embargo, no está claro que este hallazgo se relacione con el engrosamiento de la membrana basal o con el síndrome de la piel tensa y cérea, con limitación de la movilidad articular de algunos pacientes diabéticos insulinodependientes.

Por su parte, las HDL disfuncionales contribuirían a disminuir el transporte de colesterol desde los lugares afectados. El enlace entre la vía poliólica y la secuencia de glicación tiene lugar a través de la glicación de la colágena y otras proteínas, por la fructosa generada a partir del sorbitol.

El aumento del flujo sanguíneo se ha propuesto como papel iniciador de las complicaciones diabéticas, probablemente por aumento de la filtración de las macromoléculas que están formadas por proteínas glucosadas como productos finales de glicación avanzadas y que actúan como toxinas tisulares (34).

1.2.1.2.- Macroangiopatía

La enfermedad macroangiopática del diabético se manifiesta en sus tres vertientes: la cardiopatía isquémica, la enfermedad cerebrovascular y la enfermedad arterial periférica.

La cardiopatía isquémica se configura, según muchos estudios,(35) como la primera causa de mortalidad en el paciente diabético, siendo, además, un factor de mal pronóstico en el mismo. La diabetes es la primera causa de cardiopatía isquémica silente.

La enfermedad cerebrovascular (cerca de un 40% de los ictus sobrevienen en pacientes diabéticos) (36) es un factor de mal pronóstico en la evolución de la diabetes.

La enfermedad arterial periférica del paciente diabético, es la primera causa de amputación no traumática de miembros inferiores.

Alrededor del 20-30% de los principales factores de riesgo cardiovascular en el enfermo diabético son: la dislipemia, la hipertensión arterial, la hiperglucemia, el síndrome metabólico, la hipercoagulabilidad y el estado proinflamatorio. así en el estudio PREVENCAT (37) sobre 2649 pacientes solo un 40% tenía controladas la tensión arterial, el colesterol y la glucemia con una prevalencia del síndrome metabólico de hasta un 50,6 %.

Existen otros factores de riesgo, reconocidos como hábitos de vida inadecuados: el hábito tabáquico, el exceso de peso corporal, la existencia de una dieta inadecuada y la falta de actividad física. Su presencia mantenida contribuye a la aparición de hipertensión arterial, dislipemia y la propia diabetes, empeorando el control de los factores de riesgo cardiovascular.

El tratamiento con hipolipemiantes comporta una reducción del riesgo cardiovascular entre un 25 y un 55%. El tratamiento intensivo de la dislipemia reduce la tasa de muerte de origen cardiovascular entre un 17 y un 50%;la mortalidad total entre un 12 y un 40%; los episodios coronarios entre un 12 y un 44% y los accidentes cerebrovasculares entre un 27 y un 44% (11).

La HTA tiene una prevalencia superior al 60% en los enfermos diabéticos. Cifras de presión arterial superiores a 130 mm/Hg de sistólica y a 80 mm/Hg de diastólica, se consideran como de riesgo en el paciente diabético. El descenso de las cifras de tensión arterial ha demostrado claros beneficios en la disminución del riesgo cardiovascular y de la nefropatía diabética, reduciendo las complicaciones de la diabetes en un 24 %, en términos generales; las muertes relacionadas con la diabetes en un 32%; el Ictus en un 44%; la insuficiencia cardíaca en un 56% y las complicaciones microangiopáticas en un 37% (37).

La hiperglucemias un factor de riesgo, micro y macrovascular, por ella misma. El objetico terapéutico controlar la HbA1c entre 6,5 y 7%, lo que produce una mejoría en la incidencia y evolución de las complicaciones microangiopáticas. La Asociación Americana de Diabetes propone para un adecuado control de los pacientes diabéticos un valor de HbA1c menor al 6,5 por ello es tan imperiosa en el paciente diabético y en el nivel internacional se le considera la prueba "oro" por excelencia para el control metabólico de los pacientes diabéticos (38).

El Síndrome Metabólico consiste en una constelación de alteraciones entre las que se incluyen: la obesidad viscero abdominal, la disglucemia, la hiperuricemia, la microalbuminuria, la inflamación crónica y otras, como el aumento de la cisteína plasmática. Su presencia constituye un marcador de alto riesgo para la enfermedad vascular en los pacientes diabéticos.

La diabetes conlleva un estado de hipercoagulabilidad con aumento del fibrinógeno y la haptoglobina y el aumento de la agregación plaquetaria, entre otros. Numerosos estudios establecen que, tratamientos preventivos como la administración de ácido acetilsalicílico contribuyen a una disminución importante en los factores de riesgo cardiovascular.

El Framingham Heart Study (39) demostró aumento de la frecuencia de enfermedad cardiovascular en la DM, incluyendo enfermedad vascular periférica, insuficiencia cardíaca congestiva, enfermedad coronaria, infarto de miocardio y muerte súbita (aumento de riesgo de 1 a 5 veces). La American

Heart Association concedió, recientemente, la misma categoría a la DM que al tabaco, la hipertensión y la hiperlipidemia como factor de riesgo cardiovascular.

El aumento de morbilidad y mortalidad parece debido al sinergismo de hiperglucemia con otros factores de riesgo cardiovascular.

Más específicos de la DM son microalbuminuria, proteinuria clínica, aumento de la creatinina y disfunción plaquetaria.

1.2.1.2.1.- Cardiopatía Isquémica

La diabetes mellitus es una de las enfermedades que mayor riesgo comporta para el desarrollo de enfermedad coronaria, estimándose que, en relación a la población general, es entre dos y cuatro veces superior, como ya se ha indicado (40).

La existencia de diabetes mellitus empeora el pronóstico de la enfermedad coronaria y así, la mortalidad postinfarto en estos enfermos, duplica a la observada en los pacientes no diabéticos. Entre los factores de riesgo, junto a los generales para toda la población, tienen especial interés los derivados de la propia diabetes como son la hiperglucemia, la dislipemia, los trastornos de la coagulación y la hiperinsulinemia o resistencia a la insulina. Entre ellos, probablemente el más importante es la hiperglucemia, que puede contribuir a la aparición de enfermedad coronaria por diferentes mecanismos, como son la glicosilación proteica, la acumulación de sorbitol, el aumento en la síntesis de proteincinasa C o el estrés oxidativo.

El infarto agudo de miocardio (IAM) en los pacientes diabéticos comporta un mayor riesgo de insuficiencia cardíaca congestiva, infarto recurrente, arritmia y shock cardiogénico, siendo una de sus características la posibilidad de ser silente, cuando existe neuropatía autonómica. La obtención de un control glucémico óptimo en las horas que siguen al infarto, utilizando un tratamiento intensificado de la diabetes, mejora de forma sensible el pronóstico de la enfermedad coronaria.

La existencia de miocardiopatía diabética, como entidad nosológica diferenciada, responsable de alteraciones en la función contráctil miocárdica y de la mayor prevalencia de insuficiencia cardíaca que presentan estos enfermos, parece que está claramente demostrada, aunque su etiología no se conoce con certeza.

Existen numerosos estudios y en especial el estudio DIGAMI (Diabetes Mellitus Insulin Glucose infusión in Acute Myocardial Infarction), (41) que mostraron una mejoría en la supervivencia global de los pacientes con infarto de miocardio en los que se realizaba un buen control de glucemia, desde el ingreso hasta los tres meses posteriores al episodio.

A su vez, la diabetes mellitus es un factor de riesgo (que predispone) para padecer un IAM. Estudios publicados hace ya un tiempo describieron, como una persona diabética (tipo 2) tiene el mismo riesgo de padecer IAM, que aquella persona no diabética que ya ha padecido un IAM, afectando por igual a ambos sexos. Ello es debido, en parte, a la afectación prematura de las arterias encargadas de llevar oxígeno al miocardio, en pacientes diabéticos.

Los pacientes diabéticos que sufren un infarto agudo de miocardio deben ser considerados "per se" como de alto riesgo; es por ello que se benefician más y mejor que los pacientes no diabéticos de las intervenciones farmacológicas y revascularizadoras en la actualidad.

Es necesario minimizar el riesgo de padecer un síndrome coronario agudo en los pacientes diabéticos, tanto mediante estrategias de prevención primaria como secundaria. La prevención primaria incluye todos los tratamientos que inciden sobre los *factores de riesgo modificables* como tabaquismo, hiperlipemia, hipertensión arterial, sedentarismo, e incluir un óptimo control diabetológico y tratamiento antiagregante, para intentar evitar la aparición de un síndrome coronario agudo.

La prevención secundaria es la que se efectúa sobre los factores de riesgo para minimizar la posibilidad de un nuevo episodio coronario agudo, en aquellos pacientes que ya lo han padecido. Es necesario identificar los diversos factores que pueden estar implicados en la aparición de enfermedad coronaria en el enfermo diabético. Unos estarán relacionados con la propia etiopatogenia de lesión ateromatosa y serán consecuencia directa de la diabetes, otros, al igual que en la población general, serán consecuencia de factores ambientales.

Es obligado señalar el posible papel que ciertos fármacos, utilizados en el tratamiento de la diabetes, desempeñan en la en la aparición de isquemia cardíaca en el paciente diabético.

Analicemos esos posibles factores:

Hiperglucemia

Los resultados obtenidos en el Diabetes Complications and Control Trial (DCCT) han demostrado, sin ningún género de dudas, que la hiperglucemia es la principal responsable de la aparición de patología microangiopática (nefropatía, retinopatía y neuropatía) en los pacientes con DM 1. Los datos obtenidos demuestran que el tratamiento intensificado de la hiperglucemia puede reducir también la aparición de enfermedad cardiovascular, aunque como se indica, los factores sobre los que hay que intervenir no se limitan, como se hacía clásicamente, a un control de la glucemia.

Se han postulado diversos mecanismos por los que la hiperglucemia podría producir lesión vascular. Entre ellos la glicación no enzimática de proteínas intra y extracelulares; la metabolización de la glucosa por la vía de la aldosa reductasa; el aumento en la síntesis de diacilglicerol y proteincinasa C, y la oxidación de proteínas y lípidos. El tratamiento con antioxidantes como la vitamina E o el ácido thióctico han demostrado que mejoran, en el animal de experimentación diabético, tanto la disfunción microcirculatoria como la cardiovascular, probablemente evitando la activación de la proteincinasa C.

Alteraciones lipídicas

En el estudio Framinghan, (39) los individuos diabéticos presentaban unas concentraciones de lipoproteínas de muy baja densidad (VLDL) superiores y unos valores de lipoproteínas de alta densidad inferiores a los de la población normal. El colesterol total y las LDL, sin embargo, no fueron significativamente diferentes, diferencia que tampoco se observó en el Multiple Risk Factor Intervention Trial (MRFIT).

Para cada concentración de lipoproteínas parece que los pacientes diabéticos tienen un riesgo coronario mayor, probablemente relacionado con las características cualitativas de las fracciones de las lipoproteínas, asi, elevados valores de la razón ApoB/Apo A1 constituyen un factor de riesgo para padecer en el futuro una enfermedad coronaria(42)

Alteraciones de la coagulabilidad y las plaquetas

La adhesión y la agregación plaquetaria y los factores de la coagulación, incluyendo el factor de Von Willebrand, el factor VII, el factor VIII, el fibrinógeno y el complejo trombina-antitrombina, están alterados en los pacientes con diabetes mellitus, probablemente por la lesión vascular existente.

Las plaquetas de los pacientes diabéticos presentan una mayor afinidad por el fibrinógeno debido, en parte, al mayor número de moléculas de glicoproteínas IIb y IIIa que existen en su superficie. Son también más sensibles a la trombina. Este proceso es parte de la agregación primaria, independiente de la vía del ácido araquidónico.

Además de las anomalías en la función de las plaquetas de los pacientes diabéticos, la diabetes predispone a anomalías en la coagulación y la fibrinólisis. Así, los pacientes diabéticos tienen unas concentraciones de antitrombina III menores y una deficiencia adquirida de proteína C, hechos que predisponen a la trombosis.

La vía intrínseca de la coagulación está incrementada al presentar mayores concentraciones de kalicreína, factor XII, factor XI, factor VIII y factor de Von Willebrand.

Efectos del tratamiento con Insulina

Estudios in vitro utilizando cultivos de células endoteliales han demostrado que la insulina aumenta la mitogénesis, la síntesis de proteínas y la de matriz proteica, como el colágeno tipo IV. Se sabe, además, que la insulina produce vasodilatación, probablemente a través de aumentar la síntesis de óxido nítrico, efecto que también se ha demostrado en cultivos de células endoteliales.

Aunque se ha relacionado la existencia de enfermedad cardiovascular con la de concentraciones de insulina aumentadas e insulinorresistencia, en la actualidad no existe una base fisiopatológica clara para afirmar que la insulinorresistencia, por ella misma, puede producir arteriosclerosis. Sin embargo, existe una amplia evidencia de que las consecuencias metabólicas de la insulinorresistencia pueden agravar el proceso aterosclerótico.

Desde el punto de vista clínico parece razonable aceptar que la resistencia a la metabolización de la glucosa dependiente de la insulina, puede tener un papel importante en lo que se ha denominado la enfermedad de los países civilizados, es decir, diabetes, hipertensión y enfermedad cardiovascular.

Hipertensión arterial

En la población con diabetes mellitus tipo 2 la prevalencia de hipertensión arterial esencial está aumentada y generalmente se asocia con insulinorresistencia e hiperinsulinemia.

La relación entre presión arterial, morbilidad y mortalidad cardiovascular en los enfermos diabéticos es similar a la de la población general. En un estudio reciente, en el que se han incluido 4.714 pacientes diabéticos con edades comprendidas entre los 35 y los 55 años, se ha demostrado que los pacientes con diabetes, hipertensión y proteinuria tenían un riesgo cardiovascular 5-8 veces superior en relación con los pacientes diabéticos normotensos (43).

La hipertensión arterial y particularmente la hipertensión arterial sistólica, es un factor de riesgo para la enfermedad coronaria muy importante, tanto en personas diabéticas como en no diabéticas.

En estudios prospectivos amplios en población no diabética se ha demostrado que la hipertensión sistólica predice el riesgo de EC, incluso hasta 30 años más tarde. Reducir la presión arterial con fármacos antihipertensivos disminuye la incidencia de EC en los enfermos diabéticos, aunque menos que en la población general.

Obesidad y consumo de tabaco

La obesidad, especialmente la obesidad central, tiene una gran importancia en el desarrollo de alteraciones lipídicas, hipertensión arterial e hiperinsulinemia en los sujetos diabéticos. Sin embargo, hay pocos estudios que analicen la relación entre mortalidad y peso en pacientes con diabetes, habiéndose obtenido resultados no concluyentes (44).

La importancia de la obesidad como factor independiente de EC es controvertida. No todos los estudios prospectivos efectuados en pacientes no diabéticos, han referido una asociación entre los dos (45).

En los enfermos diabéticos, varios estudios prospectivos han sugerido que la obesidad central predice la EC, independientemente de la obesidad.

La reducción de peso y el aumento de la actividad física mejoran el control glucémico, la hipertensión arterial, la dislipemia, las alteraciones de la coagulación y la insulinorresistencia, pero hasta el momento no se ha efectuado ningún estudio aleatorizado que analice el efecto de la reducción de peso sobre la enfermedad coronaria en pacientes diabéticos.

El consumo de tabaco es un factor de riesgo fundamental para el desarrollo de enfermedad coronaria, accidente cerebrovascular y vasculopatía periférica. Se considera que el tabaco es responsable del 21% de la mortalidad por enfermedad coronaria en pacientes no diabéticos. Al cesar en su consumo el riesgo de EC disminuye progresivamente y se acepta que después de cinco años es similar al de los sujetos que nunca han fumado. En la población diabética el tabaquismo tiene las mismas implicaciones que en la población general (46).

Tratamiento con sulfonilureas

Los hipoglucemiantes orales, y entre ellos, especialmente, las sulfonilureas (SU), son un tratamiento habitual de la diabetes mellitus tipo 2 desde hace más de cuarenta años.

En los años 70 aparecieron los resultados del University Group Diabetes Program (UGDP) (47) efectuado en pacientes con diabetes mellitus tipo 2 y en el que se demostraba que el tratamiento con tolbutamida implicaba una mayor mortalidad cardiovascular, sugiriéndose la posible toxicidad cardiovascular de las SU. Este estudio tuvo un gran impacto en los EE.UU., siendo acogido con escepticismo en Europa; diversas críticas metodológicas al diseño del trabajo restaron validez a sus conclusiones, aunque siempre ha persistido la duda del posible riesgo cardiovascular de las SU.

Desde el punto de vista teórico existen razones para pensar en un posible efecto deletéreo de las SU sobre el sistema cardiovascular, hecho que se ha reforzado por recientes estudios experimentales. Las SU estimulan la secreción de insulina en las células beta pancreáticas actuando sobre los canales de potasio dependientes de potasio- ATP (K^{+}_{ATP}); en el miocardio existen unos canales muy similares, cuya apertura es importante para proteger al miocardio frente a la lesión por isquemia-reperfusión. Las SU producen el cierre de ambos canales y esto a nivel cardíaco podría amplificar una posible lesión isquémica.

1.2.1.2.2.- Ictus

Las relaciones epidemiológicas entre la diabetes y la enfermedad cerebrovascular tienen un notable interés clínico debido a la elevada prevalencia poblacional de ambos procesos. La diabetes incrementa el riesgo de ictus en los pacientes adultos jóvenes y, principalmente, en la población femenina. La incidencia de ictus en pacientes con diabetes tipo 2 es de dos a cuatro veces superior a la de la población general. Por otro lado, la enfermedad cerebrovascular subcortical (infarto lacunar, leucoencefalopatia) se asocia significativamente a la diabetes (48).

La presencia de diabetes mellitus se ha relacionado también con un peor pronóstico en los pacientes que sufren un ictus, y con un mayor riesgo de recurrencia tras el mismo. Además, existe una correlación entre el nivel de glucosa en sangre y la situación final de los enfermos con Ictus, como se ha demostrado en diversos estudios (49). Los niveles de glucemia mayores de 110 mg/dL se asocian con un peor desenlace de la enfermedad, tanto en la mortalidad como en la capacidad de recuperación, aunque no existen estudios que sean específicos para estimar el impacto del control de la glucemia en estos pacientes.

La diabetes mellitus, epidemiológicamente, se asocia a un riesgo relativo de ictus isquémico entre 1,8 y 6; para el ictus hemorrágico esta asociación es controvertida.

Los enfermos diabéticos tipo 1 tienen un riesgo mayor de ictus que aquellos con diabetes tipo 2. Además, la diabetes mellitus predice estancias hospitalarias prolongadas y mayor mortalidad y discapacidad en pacientes que sufren un ictus; los pacientes con niveles elevados de HbA1c y de glucosa en sangre tienden a sufrir ictus fatales.

Cerca del 9% de las recurrencias del ictus fueron atribuibles a la diabetes mellitus, por lo que se la incluye en las escalas pronosticas de recurrencia de la isquemia cerebral. Es también un factor de riesgo para la demencia post-ictus.

En la diabetes mellitus de tipo 1, el tratamiento intensivo de los niveles de glicemia se asoció a menores niveles de HbA1c y microalbuminuria; se redujeron los eventos cardiovasculares en un 42%.

En grandes ensayos clínicos, el tratamiento intensivo de los pacientes con DM tipo 2, con la reducción de los niveles de glicemia y de HbA1c, se reducen las complicaciones microvasculares, pero no los eventos vasculares mayores. Sin embargo, el control estricto de la tensión arterial, el uso de estatinas y una dieta adecuada, producen una reducción marcada del riesgo de ictus en este tipo de pacientes.

De aquí la importancia que nos merece el estudio que sustenta la presente tesis y que sostiene, que la implementación de recomendaciones adecuadas y procesos de control metabólico y farmacológico desde los SUH, en este grupo de pacientes, mejoraría su calidad de vida y acaso mejores expectativas de vida y de exclusión de factores de riesgo que pudieran ser hasta vitales, en términos estrictos de supervivencia.

Este abordaje debe ser, como tantas veces se ha indicado, multidisciplinar, con un abordaje estricto de la situación metabólica previa a la incidencia del ictus y un estricto control de sus niveles dentro del desarrollo del proceso agudo.

1.2.1.2.3.- Isquemia Arterial Periférica. Pie diabético

La enfermedad arterial periférica es una importante causa de morbimortalidad en los pacientes con diabetes mellitus; la detección adecuada y precoz de signos objetivos de la misma, puede contribuir a mejorar la historia natural de la enfermedad.

Las únicas variables que se asociaron significativamente con la aparición de eventos vasculares fueron, inicialmente, las alteraciones biomecánicas en los pies, la presencia de úlceras y el índice dedo-brazo.

Ni el buen control de la glucemia, ni la presencia o ausencia de otros factores de riesgo de enfermedad arterial (como la hipertensión arterial, la hiperlipidemia o el tabaquismo) influyeron en su evolución.

La diabetes mellitus es un factor de riesgo de enfermedad arterial, Diferentes estudios observacionales han mostrado una correlación positiva entre los valores de HbA1c y la incidencia de eventos vasculares isquémicos [50-52]

Las guías de práctica clínica para el tratamiento de la cardiopatía isquémica y de la isquemia cerebral, destacan la importancia del control intensivo de la glucemia en pacientes con diabetes tipo 2 y recomiendan mantener unos valores de HbA1c por debajo del 7,0% (< 53 mmol/mol) (24,53-57). No obstante, ensayos clínicos recientes (58,61) diseñados específicamente, no han conseguido confirmar una menor incidencia de eventos isquémicos macrovasculares. Comparando la incidencia de nuevos eventos isquémicos en los pacientes con diabetes mellitus tipo 2, en función de que los valores medios de HbA1c, durante el seguimiento, fueran o no inferiores al 7%, de un total de 974 pacientes, el 49% (480) tenían valores medios de HbA1c inferiores al 7%. Tras un seguimiento medio de 14 meses, un 13% de pacientes sufrieron nuevos eventos isquémicos (infarto de miocardio, isquemia cerebral, etc.) (62).

La arterioesclerosis obliterante de las extremidades inferiores es la complicación vascular más frecuente observada en los pacientes diabéticos. Está presente en un 8% de los pacientes cuando se hace el diagnóstico de diabetes mellitus y la cifra se eleva hasta el 45%, a los 20 años del diagnóstico.

Las lesiones ateroescleróticas pueden permanecer asintomáticas o conducir a la necrosis tisular y a la pérdida de la extremidad, dependiendo de la localización y extensión de las lesiones y de la capacidad de suplencia de la circulación colateral.

Destaca como entidad propia el llamado "Síndrome del Pie Diabético" que afecta al 15% de los pacientes diabéticos a lo largo de la evolución de su enfermedad. Es causa de frecuentes ingresos hospitalarios y puede terminar con la pérdida de la extremidad. Así, aunque solo un 3% de la población está diagnosticada de diabetes mellitus, la mitad de las amputaciones no traumáticas de la extremidad inferior que se realizan, ocurren en pacientes diabéticos.

El pie diabético es considerado como una entidad clínica de etiología neuropática e inducido por la hiperglucemia mantenida. Puede coexistir con isquemia y con previo desencadenante traumático, aparece una lesión o ulceración del pie. Quedan pues incluidos en esta afección, distintos tipos de fenómenos patológicos, que, aunque obedecen a diferentes mecanismos patogénicos, tienen en común su localización en el pie de estos pacientes.

Se han establecido como factores determinantes la macroangiopatía, la microangiopatía, la neuropatía y la infección local. En la literatura (63) se recogen múltiples factores de riesgo asociados a la aparición del pie diabético: edad del paciente superior a los 50 años, evolución de la diabetes mellitus por más de 10 años, antecedentes de úlcera o amputaciones previas en miembros inferiores, presencia de artropatía, existencia de otras complicaciones diabéticas, bajo nivel socioeconómico y aislamiento social. La dieta inadecuada y la educación deficiente en cuidados higiénicos de los pies, también han sido considerados factores a tener en cuenta en su desarrollo.

El 85% de las amputaciones viene precedido de una úlcera en el pie y cuando se realizan, disminuyen considerablemente la calidad de vida de estos pacientes pues tan solo un tercio de los que sufren la amputación de la extremidad vuelve a caminar usando una prótesis.

La evolución de los pacientes diabéticos que han sufrido una amputación mayor, es mala. El 30% fallecen en el primer año después de la intervención y alrededor del 50% sufren la amputación de la otra extremidad inferior, en los 5 años siguientes.

La prevención adecuada de las lesiones en el pie del paciente diabético y un correcto tratamiento de las mismas, pueden reducir las tasas de amputación entre un 50 y un 85%.

Considerando la incapacidad que determinan, la repercusión social y el elevado coste económico que origina la pérdida de una extremidad inferior en un paciente, se han propuesto diversos Documentos de Consenso para la creación de equipos multidisciplinares, expertos e interesados en este tipo de patología, que sepan reconocer los factores de riesgo relacionados con la aparición de las lesiones, así como desarrollar estrategias preventivas y de tratamiento precoz.

1.2.1.3.- Microangiopatía

La microangiopatía del diabético, sin ser responsable de una elevada mortalidad, sí influye en un aumento de la morbilidad y en el deterioro de la calidad de vida. La retinopatía y la nefropatía son las dos complicaciones más importantes de la microangiopatía diabética. El principal factor de riesgo es la duración en el tiempo de la diabetes (64).

La retinopatía se encuentra presente en el 60% de los diabéticos a los 20 años de evolución de una DM 2 y es la responsable del 20-30% de las cegueras en nuestro medio (64).

La nefropatía se puede encontrar en el 30-50% de los pacientes a los 20 años de evolución de la diabetes mellitus; es la principal causa de diálisis en nuestro medio (38).

La neuropatía se encuentra presente en el 40% de los pacientes diabéticos a los 10 años de evolución de la enfermedad (64).

1.2.1.3.1.- Retinopatía Diabética

En el año 2002, la OMS estimaba que en el mundo había unos 161 millones de personas con deficiencia visual y de éstas, 37 millones sufrían ceguera, de la que el 4,8% se debía a la retinopatía diabética (65). La aparición de la retinopatía diabética se relaciona fundamentalmente con los años de evolución de la DM y con el control metabólico de la misma (11,66-70).

Aunque al inicio de la DM tipo 1 sólo entre el 0 y el 3% de los pacientes pueden presentar retinopatía diabética (67), en el estudio Diabetes Control and Complications Trial (DCCT) se evidenció, que el 67,1% de los pacientes padecían retinopatía diabética antes de los 5 años de evolución (71).

En la DM tipo 2 la prevalencia de la RD, en el momento del diagnóstico, puede oscilar entre el 6 y el 30% de los pacientes (67). En el estudio United Kingdom Prospective Diabetes Study (UKPDS), en pacientes recién diagnosticados de DM 2, el 39% de los varones y el 35% de las mujeres presentaban retinopatía diabética (72).

La retinopatía diabética es la causa fundamental de ceguera en los EEUU y la segunda en España, aunque la mayoría de los diabéticos no se quedan ciegos (73).

Las lesiones de la retinopatía diabética la clasifican en dos grandes categorías: simple (de base) y proliferativa. El signo más precoz de la misma consiste en un aumento de la permeabilidad capilar, posteriormente tiene lugar la oclusión de los capilares de la retina y la formación de aneurismas saculares y fusiformes; se observan, también, cortocircuitos arteriovenosos.

Las lesiones vasculares se acompañan de la proliferación de las células de revestimiento endotelial y la pérdida de los pericitos que rodean y apoyan estos vasos. Las hemorragias de la capa interna de la retina son puntiformes, mientras que las de la capa de fibras nerviosas, más superficial, producen un aspecto en llama, mancha o líneas. Las hemorragias preretinianas tienen un aspecto característico, abarquillado.

Existen dos tipos de exudados, algodonosos y duros. Los llamados algodonosos se demuestran por angiografía y representan microinfartos. El aumento súbito en su número, constituye un signo de pronóstico ominoso que anuncia una retinopatía rápidamente progresiva. Los exudados llamados duros, son más frecuentes que los algodonosos y probablemente representan el escape de proteínas y lípidos de los capilares dañados.

Las características fundamentales de la retinopatía proliferativa son la formación de nuevos vasos y la cicatrización. El estímulo para la neovascularización probablemente es la hipoxia secundaria a la oclusión capilar o arteriolar. La hemorragia vítrea y el desprendimiento de retina constituyen dos complicaciones graves de la retinopatía proliferativa, que determinan, en ocasiones, la pérdida súbita de la visión en uno de los ojos.

La prevalencia de la retinopatía varía, al parecer, con la edad de comienzo de la diabetes mellitus y la duración de la enfermedad.

Aproximadamente el 85% de los pacientes acaban desarrollando esta complicación, aunque algunos no llegan nunca a desarrollar lesiones, ni siquiera después de 30 años de enfermedad. La retinopatía se desarrolla antes en pacientes de edad avanzada, pero la retinopatía proliferativa no es común. Aproximadamente el 10 a 18% de los pacientes con retinopatía simple progresa hacia la forma proliferativa al cabo de 10 años.

Alrededor de la mitad de los enfermos con enfermedad proliferativa progresa hacia la ceguera en un plazo de 5 años. La retinopatía simple se desarrolla a lo largo de toda la vida mientras que la retinopatía proliferativa tiene un patrón de incidencia similar al de la nefropatía. Un 10-18% con retinopatía simple evoluciona a proliferativa al cabo de 10 años y la mitad de éstos se queda ciego al cabo de 10 años.

En un estudio realizado con seguimiento durante 4 años de 996 pacientes diabéticos insulinodependientes, diagnosticados antes de los 30 años (grupo 1) y de 1370 diabéticos diagnosticados después de los 30 años tratados o no con insulina (grupo 2), puso de manifiesto que existía retinopatía proliferativa en el 23% de los pacientes del grupo 1, en el 10% de los pacientes tratados con insulina del grupo 2 y sólo en el 3% de los pacientes del grupo 2 que no precisaban insulina (74). La hiperglucemia, la mayor duración de la diabetes y la retinopatía basal más intensa, se asociaron con mayor riesgo de desarrollar retinopatía proliferativa en 4 años. La hipertensión basal sin embargo, sólo se asoció con el desarrollo de retinopatía proliferativa en el grupo 1. La presencia de retinopatía proliferativa se asoció con mayor riesgo de pérdida de visión, enfermedad cardiovascular, nefropatía diabética y mortalidad.

Hay acuerdo amplio, confirmado por numerosos trabajos sobre el papel de la hipertensión arterial como importante factor en el desarrollo de retinopatía diabética (11,75, 76).

El estudio UKPDS demostró, en 1998, que un descenso de la presión arterial sistólica en 10 mm/Hg y de la diastólica en 5 mm/Hg disminuía un 37% el riesgo/deterioro de enfermedad ocular en pacientes con DM2, sin que guardara relación con el valor de HbA1c, ni con el fármaco usado como tratamiento de la HTA (captopril o atenolol). La mejora se manifestaba en todos los aspectos: microaneurismas, exudados duros, exudados algodonosos, progresión de la retinopatía, necesidad de fotocoagulación y ceguera.

En un grupo de 358 pacientes de ambos tipos de DM, seguidos durante más de 20 años, también se observa un descenso en la incidencia de retinopatía dependiente de la presión arterial.

1.2.1.3.2.- Nefropatía Diabética

La enfermedad renal es causa fundamental de muerte e incapacidad en la diabetes mellitus.

En EE.UU., aproximadamente la mitad de las enfermedades renales en fase terminal se deben a la nefropatía diabética (77).

Alrededor del 40 al 50% de los pacientes con diabetes insulinodependiente desarrollan esta complicación. La prevalencia es algo más baja en la forma no insulinodependiente, debido, probablemente a que la duración de la enfermedad suele ser menor.

En la DM 1 los primeros signos aparecen tras 5-10 años de enfermedad. A partir de entonces la incidencia de nefropatía diabética aumenta considerablemente, alcanza un pico a los 15-18 años y después disminuye.

Es raro que aparezca nefropatía con menos de 10 años de evolución de la diabetes mellitus o después de 30 años. La incidencia acumulativa es del 40% a los 40 años de enfermedad. Por tanto, el riesgo no es constante: si a los 35 años de diabetes no hay nefropatía casi seguro que no se desarrollará.

La duración de la diabetes mellitus no explica, de forma completa, el desarrollo de la nefropatía, existiendo una población genética susceptible con claras diferencias raciales (78,79).

La nefropatía diabética se manifiesta por dos patrones patológicos característicos que pueden o no coexistir: difusa y nodular. La primera, difusa, más frecuente, se caracteriza por un ensanchamiento de la membrana basal glomerular y un engrosamiento mesangial generalizado. En la forma nodular se depositan grandes acúmulos de material PAS-positivo en la periferia del glomérulo (lesión de Kimmelstiel-Wilson). Además, se observa una hialinización de las arteriolas aferentes y eferentes, "gotas" en la cápsula de Bowmam, capuchones de fibrina y oclusión de los glomérulos. La albúmina y otras proteínas se depositan en los glomérulos y túbulos renales. Las lesiones más específicas de la glomerulosclerosis diabética son la hialinización de las arteriolas glomerulares aferentes y los nódulos de Kimmelstiel-Wilson.

La disfunción renal clínica no se corresponde con las anomalías histológicas.

La nefropatía diabética permanece silente durante mucho tiempo (aproximadamente 10 a 15 años). Al comienzo de la DM , los riñones suelen estar aumentados de tamaño y muestran una hiperfunción; la tasa de filtración glomerular puede ser un 40% superior a la normal. En la etapa siguiente existe microproteinuria (microalbuminuria), con tasas de eliminación de albúmina en un intervalo de 30 a 550 mg/día (menos de 30 mg/día como normalidad)

Las proteínas en orina se positivizan únicamente si la proteinuria supera los 550 mg/día, cifra considerada como macroproteinuria. Como la microalbuminuria es inicialmente transitoria y puede estar inducida por otros mecanismos diferentes a la diabetes, es necesario, para su diagnóstico, que la tasa de eliminación de albúmina supere los 15 microgramos/hora (aproximadamente 30mg/día) en dos de tres muestras recogidas a lo largo de un periodo de 6 meses.

Una vez iniciada la fase de macroproteinuria, se observa un descenso constante de la función renal y de la tasa de filtración glomerular (aproximadamente 1 ml/minuto/mes).

La representación del valor recíproco de la creatinina sérica frente al tiempo, suele mostrar una línea recta y permite predecir el ritmo de deterioro de la función renal. En general la hiperazoemia se inicia aproximadamente 12 años después del diagnóstico de la diabetes mellitus. La enfermedad renal se acelera en el caso de hipertensión arterial.

No existe tratamiento específico de la nefropatía diabética (excepto el trasplante reno-pancreático). El control estricto de la diabetes, en estos pacientes, permite corregir la microalbuminuria en algunos casos, pero no existen datos de que la nefropatía diabética se prevenga con un tratamiento insulínico intensivo (80). La hipertensión, si existe, debe tratarse de forma agresiva. Las dietas de bajo contenido proteico son útiles.

Después de que se inicie la fase de hiperazoemia, el tratamiento no se diferencia de otras formas de insuficiencia renal: diálisis crónica y trasplante renal son medidas habituales en los pacientes con insuficiencia renal crónica de origen diabético.

El aumento de la prevalencia de la nefropatía diabética es fruto de dos factores: EL aumento de la prevalencia de la DM y la disminución en la mortalidad por hipertensión arterial y enfermedad cardiovascular. Los enfermos viven más; lo suficiente para desarrollar nefropatía diabética e IRC.

El pronóstico de los pacientes diabéticos con insuficiencia renal crónica y en tratamiento sustitutivo, es peor que el de los no diabéticos, probablemente porque cuando empiezan a dializarse ya tienen patología cardiovascular significativa (Ritz, 1999) (81).

Estudios prospectivos de cohorte confirman que la microalbuminuria es un fuerte predictor de nefropatía y que la hipertensión arterial es un factor de riesgo importante y modificable en su progresión. También lo es la hiperglucemia; su control estricto reduce el riesgo de progresión en un 50%.

Otros factores de riesgo para el desarrollo de nefropatía en pacientes diabéticos son: la susceptibilidad genética, la raza, la hiperfiltración, el aumento de actividad prorenina plasmática y el mayor co-transporte sodio-litio y sodio-hidrógeno.

Un estudio reciente realizado en Suecia ha señalado una disminución significativa de la nefropatía diabética clínica, al 8,9% a los 25 años, como presunto reflejo de un mejor control de la glucemia (82).

1.2.1.3.3.- Neuropatía Diabética

La neuropatía diabética puede afectar a cualquier parte del sistema nervioso, con excepción, posiblemente, del encéfalo. Esta complicación rara vez es causa directa de mortalidad, pero sí de aumento de la morbilidad. Se conocen distintos síndromes, que pueden presentarse de forma simultánea en el mismo paciente con diabetes mellitus.

El patrón más habitual es el de la polineuropatía diabética. Su manifestación es, generalmente, bilateral: sensación de acorchamiento, parestesias, hiperestesia grave y dolor. En general el síndrome doloroso suelen ser autolimitado, con una duración de meses hasta algunos años. La afectación de las fibras propioceptivas determina anomalías de la marcha y de la aparición de las articulaciones típicas de Charcot, sobre todo en los pies.

La exploración física muestra una abolición de los reflejos tendinosos y pérdida del sentido vibratorio, como signos precoces de la enfermedad. La neuropatía diabética también retrasa la fase de relajación del reflejo aquíleo.

La mononeuropatía es menos frecuente. Se produce una caída súbita de la mano, del pie o parálisis de algún par craneal (III, IV, VI). Se ha descrito la afectación de otros nervios, como el laríngeo recurrente. Las mononeuropatías tienen un alto grado de reversibilidad espontánea.

La radiculopatía es un síndrome sensitivo, generalmente de la pared torácica o del abdomen. Su carácter suele ser autolimitado.

La neuropatía autónoma se presenta de diversas formas, siendo el aparato gastrointestinal uno de los más afectados. Se ha descrito parada cardiorespiratoria y muerte súbita, atribuidas a neuropatía autónoma. La afectación del aparato genitourinario determina impotencia y eyaculación retrógrada en el varón.

La amiotrofia diabética probablemente constituye una forma de neuropatía, si bien, la atrofia y debilidad de los grandes músculos del muslo y de la cintura pélvica simula una enfermedad muscular primaria.

1.2.2.- Diabetes Mellitus y Embarazo

Existen situaciones que, si bien *sensu stricto* no pueden considerarse como complicaciones agudas y/o crónicas de la diabetes mellitus, pueden suponer un riesgo vital para el paciente diabético conocido o una complicación en el pronóstico y la evolución de su enfermedad, con un agravamiento de la misma.

Hemos descrito con anterioridad como la diabetes mellitus comienza o se reconoce por primera vez durante un embarazo y cuyo diagnóstico exige dos o más glucemias superiores a 105 mg/dl en cualquier momento del mismo ó bien una determinación de 140 mg/d tras sobrecarga oral de glucosa.

Durante el embarazo, el objetivo es lograr mantener a la gestante en niveles de glucemia en ayunas inferiores a 100 mg/dl y no superiores a 120 mg/dl l a las dos horas post prandial. Exige una adecuada educación diabetológica, dieta en consonancia, actividad física adaptada y, si fuera necesario, insulinoterapia. No olvidemos un seguimiento y control diabetológico adecuado tras la terminación del embarazo y durante todo el tiempo que dure la lactancia.

Una vez producido el alumbramiento (parto o cesárea), las pacientes diabéticas tratadas con insulina deben reajustarse la dosis, pues la resistencia a la insulina, presente en el tercer trimestre del embarazo, desaparece con la expulsión de la placenta.

1.2.3.- Diabetes Mellitus e Infección.

Las infecciones constituyen una de las causas más frecuentes de complicación en el enfermo diabético. Aumentan los requerimientos de insulina, debido, fundamentalmente, al aumento de la secreción de cortisol y glucagón, a pesar de que los pacientes ingieran menos cantidad de alimentos.

En estos pacientes es necesario tratar el proceso infeccioso, desde el punto de vista etiológico, si es posible y administrar alimentos de fácil digestión. Fomentar el autocontrol del enfermo, en especial si presenta cetonurias persistentes y glucemias superiores a 300mg/dl. En estos casos la dosis habitual de insulina de acción media o retardada, será sustituida por las de acción rápida o ultrarrápida, tratando de alcanzar una dosis de insulina superior, en un 20-30%, a la que se estaba utilizando con anterioridad.

Existe una mayor susceptibilidad a las infecciones, ya que la diabetes mellitus se asocia con alteraciones en el sistema inmunológico (defectos en la movilización, quimiotaxis y adherencia leucocitaria, anomalías en la inmunidad celular y en la microcirculación).

Los procesos infecciosos más frecuentes, cuyo desarrollo interfiere de manera más clara en los pacientes diabéticos, son las de tracto urinario, pulmonares y cutáneomucosos.

A- Infecciones de Tracto Urinario

Frecuentes en los pacientes diabéticos, más en los del tipo DM 2 y más aún en mujeres, debidos a la cortedad de la uretra.

La glucosuria facilita la proliferación bacteriana, por lo que se deben de evitar, en lo posible, las maniobras con sondas y catéteres y se deben de extremar las medidas encaminadas a lograr el mayor nivel de asepsia posible. Son necesarios los controles periódicos (urocultivos) en pacientes diabéticas embarazadas, en los que presentan nefropatía diabética y en todos aquellos pacientes con bacteriurias asintomáticas.

Las infecciones de tracto urinario alto (pielonefritis agudas y crónicas), no tienen mayor incidencia en pacientes diabéticos que en la población normal. Hay que estar atentos a la presencia de piuria y microhematuria, en pacientes diabéticos con nefropatía diabética que presentan, de forma brusca insuficiencia renal, cetoacidosis o síndrome febril prolongado.

B- Infecciones cutáneomucosas

Las infecciones de este tipo se deben, principalmente, a la depresión de los mecanismos locales de defensa y a la frecuente microangiopatía subyacente; son habituales la furuncolosis y la eripsipela. Son frecuentes y exigen mayor vigilancia en pacientes con bombas de perfusión de insulina.

La otitis externa maligna, casi exclusiva del paciente diabético, produce mortalidad elevada si no se diagnostica y se inicia tratamiento con antibioterapia adecuada, de forma precoz.

C- Infecciones del Tracto Respiratorio

Muy presentes en pacientes diabéticos, la existencia previa de patología respiratoria y su agudización, influyen en el control metabólico de los mismos y en su pronóstico.

Un estudio de cohortes prospectivo (83) realizado con más de 11.000 pacientes durante 9 años, describe, como los pacientes diabéticos presentan un patrón respiratorio restrictivo, generalmente leve y cuya cuantía parece proporcional a los años de evolución de la diabetes y al grado de control glucémico. Los autores concluyen, que los sujetos con menor capacidad vital forzada (CVF) tienen mayor riesgo de padecer diabetes incidente.

Así mismo, los pacientes con DM 2 tienen valores espirométricos significativamente menores que los valores de referencia y la exposición glucémica es un potente predictor negativo de la función pulmonar a largo plazo (83) lo que sugiere que la disminución de volúmenes pulmonares y la limitación al flujo aéreo pueden ser complicaciones crónicas de la diabetes mellitus tipo 2.

La limitación al flujo aéreo se manifiesta como un factor independiente de predicción de muerte en pacientes con DM 2, tras ajustar otros factores de riesgo y, no está claro si estas alteraciones de la función pulmonar son un mero marcador o un verdadero factor de riesgo en pacientes diabéticos. Se puede sostener que los pacientes diabéticos tienen más riesgo de presentar enfermedades pulmonares (asma, Enfermedad Pulmonar Obstructiva Crónica, fibrosis, neumonía), posiblemente por la disminución de la reserva funcional pulmonar.

Los enfermos diabéticos suelen padecer infecciones respiratorias con mayor frecuencia y suelen ser más agresivas que en pacientes no diabéticos. Existen gérmenes que las producen con mayor frecuencia en estos pacientes: Staphylococcus aureus, Mycobacterium tuberculosis y bacilos Gram-negativos. Otros microorganismos, si bien no son más frecuentes que en otro tipo de pacientes, son muy agresivos en pacientes diabéticos: el neumococo y el virus influenza (virus de la gripe).

La neumonía en el paciente diabético, se asocia a una mayor mortalidad y mayor frecuencia de bacteriemia que en el no diabético. El virus influenza, a su vez, produce una alteración del aclaramiento ciliar en las vías respiratorias, predisponiendo a los pacientes y en particular a los diabéticos, a padecer neumonías por otros gérmenes (ej.: Staphylococcus aureus).

La vacunación anteneumocóccica y la antigripal son recomendables en los pacientes diabéticos, si no existen contraindicaciones.

La infección respiratoria, como cualquier otro cuadro infeccioso, puede ser causa de descompensación en el enfermo diabético, que a su vez lo puede ser de la infección. No sería necesario enfatizar, que el nivel de control de la diabetes al momento del contacto con la enfermedad infecciosa, es de primordial importancia y la optimización del control de la diabetes mellitus es una medida preventiva fundamental para evitarlas.

D- Infecciones Micóticas

Frecuentes en los pacientes diabéticos, se relacionan con un mal control metabólico de los mismos. Insistimos, en este punto, en la importancia de un correcto control metabólico del paciente diabético y en la mejora que en este aspecto se obtendría, si el paso de los enfermos diabéticos por los SUH desembocara en una mejora integral en el mismo.

1.2.4.- Diabetes Mellitus y Obesidad

El individuo obeso está expuesto a una mortalidad mayor que el individuo delgado y a un mayor riesgo de padecer diabetes mellitus, que perjudica aún más a su expectativa de vida.

La tasa de mortalidad aumenta cuando el Índice de Masa Corporal (IMC) es superior a 25-27, según diferentes estudio (84). Este incremento está fundamentalmente relacionado con problemas cardiovasculares, favorecidos, en el paciente obeso, por situaciones que aumentan el riesgo cardiovascular: hipertensión arterial, hiperlipemia y, de interés para nuestro estudio, la diabetes mellitus.

La obesidad, aún moderada, triplica el riesgo de padecer diabetes en las edades medias de la vida y, una vez establecida, los diabéticos obesos tienen un riesgo mayor de mortalidad que los diabéticos delgados; la pérdida de peso en estos pacientes se asocia a una disminución del 25% en la tasa de mortalidad (85).

La aparición de DM 2 es más precoz en personas obesas que en los que no lo son; los pacientes jóvenes tienen mayor índice de dislipemia por lo que presentan un mayor riesgo cardiovascular y al ser más jóvenes disponen de más tiempo para desarrollarlo.

Según el estudio prospectivo DELPHI, (86) el 57% de los gastos directos e indirectos de la diabetes mellitus, se pueden atribuir a la obesidad, sobre todo en lo referente a gastos asistenciales y a los derivados de las complicaciones cardiovasculares.

Los requerimientos de insulina aumentan cuando existe mayor resistencia, por parte de los tejidos, para la captación de glucosa, la llamada resistencia insulínica. Es, precisamente la obesidad, la causa más frecuente de presentación de este fenómeno, aunque su origen último no es realmente conocido. La resistencia a la insulina mantiene niveles elevados de insulina circulatoria; su acción lipógenica y aterogénica favorecen la obesidad de predominio central (abdominal), la producción de lipoproteínas de muy baja densidad y por ello la arterioesclerosis.

Cuando los individuos obesos no pueden seguir manteniendo cifras elevadas de insulina en sangre, para compensar la resistencia insulínica y la glucemia se mantiene siempre por encima de 140 mg/dL, aún en condiciones basales, puede ser considerado como paciente diabético.

La diabetes mellitus aparece en el individuo obeso en el transcurso de unos quince años, de promedio, desde que se inicia la obesidad. Hay muchos obesos que no desarrollan diabetes mellitus y otros que, aún presentando resistencia insulínica, tampoco llegan a desarrollarla. Es por ello que se piensa que hay un sustrato etiopatogénico desconocido que favorece, en los individuos que la desarrollan, la instauración de la diabetes mellitus.

Por tanto, si consideramos la obesidad como la principal causa tratable de la diabetes mellitus, sería obligado fomentar la pérdida de peso en obesos, máxime si tienen antecedentes familiares de la misma. Dieta adecuada, ejercicio físico y modificación de los hábitos de vida. Probablemente no existe un mecanismo más eficaz de reducir la prevalencia de la diabetes mellitus y la mortalidad cardiovascular derivada de ella, que el control adecuado de la obesidad en la población en general (87)

Se dice que por cada kilogramo de peso perdido por un paciente diabético, puede aumentar de tres a cuatro meses su esperanza de vida.

1.2.5.- Diabetes Mellitus. Hiperglucemia. Situaciones Especiales

A) Pacientes críticos

Los valores elevados de glucosa en sangre, en pacientes críticos, se relacionan con un peor pronóstico y con una mayor estancia en las unidades de cuidados intensivos. La hiperglucemia de estrés en pacientes con y sin diabetes mellitus, se asocia con un aumento de la morbi-mortalidad y de los tiempos de estancia en el hospital.

Las necesidades de insulina en los pacientes críticos pueden variar mucho en cada caso, dependiendo de la reserva del mismo para producir insulina, la sensibilidad previa a la misma, el aporte calórico y la naturaleza y severidad del cuadro que motivo el ingreso. No existe algoritmo previo para su tratamiento y control, que se deben adaptar a la situación concreta y a las medidas terapéuticas que se lleven a cabo.

Diferentes estudios sobre estos pacientes señalan (41) que el mantenimiento de la glucemia en rangos normales (110 mg/dl), mediante el tratamiento intensivo con insulina por bomba de infusión, se asocia con una disminución de la mortalidad y de los tiempos de estancia en cuidados intensivos y en el hospital. También en la incidencia de septicemia, bacteriemia, fallo multiorgánico, tiempo de asistencia respiratoria mecánica, insuficiencia renal aguda y uso de procedimientos de diálisis y antibioterapia.

Trabajos previos (88) informan que la hiperglucemia de estrés se observa en más de las 2/3 partes de los pacientes críticos y que la dificultad para controlarla puede ser un reflejo del grado de alteración del metabolismo de los hidratos de carbono, a su vez dependiente de la magnitud de la respuesta inflamatoria sistémica.

¿Cuál sería un "nivel seguro de glucemia" en pacientes críticos?. La información disponible a día de hoy no permite responder esta pregunta con certeza, pero no hay ninguna duda de que los niveles deseables deben ser significativamente menores que los 200 mg/dl recomendados en normas no demasiados antiguas. Se ha establecido, en la actualidad, la idoneidad de mantener cifras de glucemias de hasta 110 mg/dl.

B) Nutrición parenteral total (NPT)

Su administración produce un aumento de las necesidades diarias de insulina, siendo aconsejable su aporte por bomba de infusión, bien administradas conjuntamente o por separado.

En pacientes con diabetes mellitus es frecuente la administración de NPT, en la práctica clínica. La valoración nutricional, las indicaciones del soporte nutricional y el cálculo de los requerimientos calóricos son similares a los de los pacientes no diabéticos, a excepción de las situaciones clínicas de gastroparesia diabética y de sobrepeso.

Se debe evitar la sobrealimentación y calcular la nutrición conun menor contenido en hidratos de carbono y más rica en grasas, facilitando con un mejor control.

C) Esteroides

El uso farmacológico de esteroides es frecuente en diversas patologías y pacientes con distintos criterios de gravedad; su influencia es clara en los niveles de glucemia.

Cuando su uso supone un aumento de la glucemia, en ayunas, menor de 200 mg/dl, puede ser suficiente el uso de antidiabéticos orales; si la cifra es superior, se debe plantear el tratamiento con insulina y ajustar las dosis requeridas, en función de la ingesta. El paciente sometido a tratamiento con esteroides suele presentar gran inestabilidad en las cifras de glucemia.

Es frecuente que los pacientes diabéticos, ingresados en los SUH con patologías que requieren el uso farmacológico de esteroides, no sean tratados de forma adecuada con terapias de prevención de los niveles de glucemia, relegándose a un segundo plano la contención de estos niveles, en función del tratamiento agudo del proceso que obliga al uso de esteroides y ser dados de alta con un control metabólico aún peor que con el que ingresaron.

Si además, el paciente diabético que ingresa en urgencias no está previamente diagnosticado, sino que se le diagnostica a su ingreso, debe de aprovecharse el paso por los SUH para el control metabólico adecuado de los mismos al alta, objetivo y tesis del presente trabajo

1.2.6.- Pronóstico

La DM es hoy día un problema creciente de salud tanto para el mundo desarrollado como el subdesarrollado.

En el año 2000 existían en el mundo 165 millones de personas con diabetes mellitus; se preveían 239 millones para el año 2010 y 300 millones para el año 2025.

Los pacientes con diabetes mellitus tienen una esperanza de vida reducida y una mortalidad 2 veces mayor que la población en general. Una mejoría en el cuidado de los mismos aumentaría su esperanza de vida, aunque posiblemente conllevaría una mayor incidencia de complicaciones micro-vasculares (nefropatía, neuropatía y retinopatía) y macro-vasculares (enfermedades coronarias, cerebro-vasculares y vasculares periféricas), al alargarse la misma.

La edad de comienzo de la enfermedad y su duración en el tiempo, son los principales factores de riesgo conocidos y no controlables, en su desarrollo.

Es por tanto necesario aplicar los conocimientos existentes y desarrollar nuevas tecnologías, capaces de prevenir la aparición de la enfermedad y de sus complicaciones. Contribuiremos a reducir la carga económica que supone para la sociedad, en gastos de hospitalización y los provocados por la aparición de complicaciones en la evolución de la DM.

La 42ª Asamblea Mundial de la Salud de la Asamblea General de la Organización de Naciones Unidas (ONU) (29 de Mayo de 1989) emitió la Resolución WAH 42.36, en la que se insta a los estados miembros a determinar la importancia nacional de la diabetes mellitus, a aplicar las medidas poblacionales locales para su prevención y control, a promover colaboraciones interestatales para el adiestramiento y la educación continuada de la población afectada y actuar sobre las acciones cotidianas que conlleva el tratamiento de estos pacientes, sin olvidar las acciones de salud pública (Programa Nacional de Diabetes pp. 3), estableciendo un enfoque integrado a nivel de la comunidad.

1.2.6.1.- Mortalidad

La DM se sitúa entre la cuarta y octava causa de defunción en los países desarrollados, con una tasa específica de mortalidad del 7,9 al 32,2 por 100.000 habitantes (67,68).

El riesgo de muerte es 2,5 veces mayor que en la población general de la misma edad y la principal causa de muerte es la enfermedad cardiovascular, responsable de 86% de las muertes y de 2/3 del exceso de mortalidad de los pacientes con diabetes.

El infarto agudo de miocardio es la primera causa de muerte en diabéticos tipo 2, mientras que en el tipo 1 los es la insuficiencia renal. Se trata de una mortalidad precoz, que ocasiona la pérdida de 10 años potenciales de vida como media (91).

En la Comunidad de Madrid, nuestro ámbito, en el periodo 1995 - 2005 se han registrado 7.889 defunciones por diabetes mellitus, lo que supone una tasa estandarizada de 12.25 por 1000.000 habitantes (13,01 en varones y 11,5 en mujeres).

Esta tasa se triplica en ambos sexos, cuando consideramos los fallecidos con "mención de diabetes", alcanzando tasas del 40,4 por 1000.000 en varones y 30,7 por 1000.000 en mujeres (91).

Existen variaciones importantes en las tasas de defunción por DM, entre los países de nuestro entorno; oscilan entre el 7,9 por 100.000 personas/año en Grecia y el 32,2 por 100.000 en Italia. En España, ocupa la tercera posición en las mujeres y la séptima en los varones, siendo una de las pocas causas que provoca mayor mortalidad en mujeres que en los hombres.

Desde los años sesenta, la tendencia es hacia el aumento de casos en los países europeos. Sin embargo, en España, la tendencia es descendente, aunque en números absolutos las defunciones han aumentado, debido sobre todo al envejecimiento de la población.

La mortalidad en los adultos con diabetes mellitus es mayor que en los no diabéticos, tanto en estudios de seguimiento como en estudios transversales y aunque no todos los estudios identifican los mismos factores de riesgo para la mortalidad, se incluyen: la edad de comienzo de la diabetes, el sexo de los pacientes, la duración de la enfermedad y los factores de riesgo cardiovascular (tabaquismo, hipertensión arterial o presión sistólica elevada, hiperlipemia y sedentarismo).

Pueden también incluirse dentro de tales factores, la obesidad, el empleo de insulina y la falta de control adecuado de la glucemia.

En los pacientes con diabetes mellitus no dependientes de la insulina, los que presentan marcadores de riesgo y complicaciones como microalbuminuria o retinopatía diabética, tienen un riesgo más alto de mortalidad.

Las causas de mortalidad más frecuentes son, las enfermedades del corazón con un 70%, seguidas de la propia diabetes, los cánceres y la neumonía. (Fig. 2 Y 3) (92).

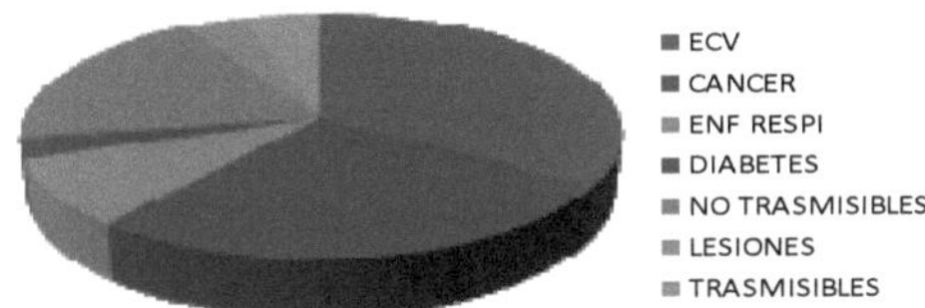

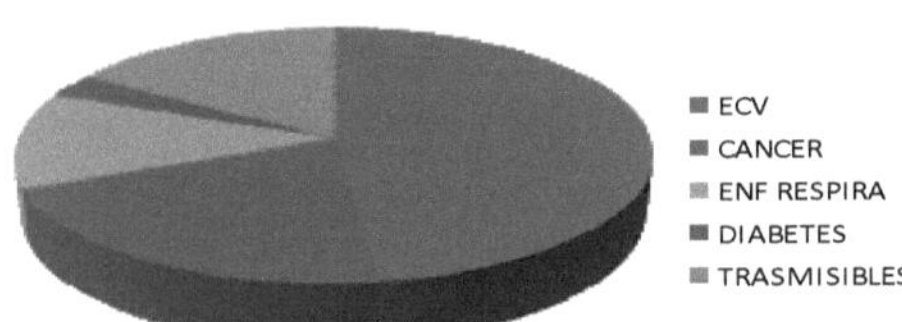

Figuras 2 Y 3. Factores de riesgo y Mortalidad en España y Globales. ECV: enfermedad cardiovascular. Adaptado de Grau M et al (92)

1.2.6.2.- Morbilidad

En 1980, el Comité de Expertos en Diabetes de la OMS, definió la diabetes mellitus como "un estado de hiperglucemia crónica, el cual puede resultar de la interacción de factores ambientales y genéticos, que con frecuencia están unidos".

El término "Diabetes" se asocia a una constelación de anormalidades metabólicas caracterizadas por la hiperglucemia y trastornos en el metabolismo lipídico y proteico.

Estas anormalidades pueden conducir a complicaciones agudas como la cetoacidosis, la hipoglucemia y el coma hiperosmolar, así como a otras tardías, llamadas complicaciones microvasculares (retinopatía, nefropatía y neuropatía diabéticas) o macrovasculares (arteriopatía periférica, coronario esclerosis y accidente vascular encefálico), entidades que conllevan un costo socioeconómico elevado y que se traduce en disminución de la calidad de vida y un aumento en la morbi- mortalidad en una población económicamente activa; absentismo laboral, aumento de los gastos en salud pública y necesidad de estudios complementarios y de imagen complejos.

Se han realizado, en nuestro país y en nuestro entorno, (93,94) estudios acerca de las causas de muerte y hallazgos necrópsicos en pacientes diabéticos. Se observa un predominio de lesiones ateroscleróticas, cardiopatía isquémica u oclusiva y accidentes cerebro-vasculares, teniendo las complicaciones metabólicas una frecuencia menor.

La Diabetes Mellitus es una enfermedad con elevada prevalencia que se encuentra asociada a un aumento de la morbimortalidad; las complicaciones cardiovasculares han pasado a constituir la primera causa de muerte en estos pacientes. Diversos estudios (11, 54, 66, 93,94) han demostrado que la *Diabetes Mellitus* potencia el riesgo de padecer un evento cardiovascular que puede conducir a la muerte del paciente; el buen control glucémico podría disminuir el riesgo de padecer algunos de estos eventos y el control estricto de estos pacientes favorece su supervivencia (94).La DM descompensada constituye la causa más frecuente de ingresos en el hospital; la bronconeumonía es la complicación infecciosa más frecuente y el infarto del miocardio agudo y los accidentes vasculares encefálicos, las principales causas de muerte en pacientes diabéticos, según los datos arrojados por estudios que analizan series de necropsias en estos pacientes (Tabla 2). (95)

CAUSAS MUERTE DM	Nº	%	TASA/100 HABITANTES
BRONCONEUMONIA	22	44,0	1,17
IAM	13	26,0	0,69
ACV	6	12,0	0,32
MENINGOENCEFALITIS	3	6,0	0,16
CANCER	4	8,0	0,21
SEPSIS	2	4,0	0,11
TOTAL	50	100	2,67

Tabla2. Causas directas de muerte en 50 pacientes diabéticos necropsiados. IAM: Infarto agudo de Miocardio. ACV: Accidente Cerebro Vascular. Adaptado Sicle MH et al (95)

La retinopatía diabética es la primera causa de ceguera por debajo de los 60 años en los países industrializados (91).

. El 60% de los pacientes con diabetes mellitus padecen algún grado de neuropatía que, unida a la enfermedad vascular periférica, puede causar ulceración y evolucionar hasta gangrena y amputación.

En cuanto a la enfermedad arterial periférica, el riesgo de amputación se sitúa entre el 5 y el 15% de los pacientes con DM, de 15 a 40 veces mayor que en la población no diabética; este riesgo aumenta con la duración de la enfermedad, el consumo de tabaco y la presencia de hipertensión arterial. Así, el 40% de las amputaciones no traumáticas en miembros inferiores en la Comunidad de Madrid se practican en pacientes con diabetes mellitus.

El riesgo de enfermedad coronaria, cerebral o periférica es de 2 a 4 veces mayor en el paciente diabético.

Por último, la nefropatía diabética es responsable del 20% de los casos de insuficiencia renal terminal en tratamiento renal sustitutivo.

1.2.6.3.- Costes de la Diabetes Mellitus en España

Como se ha mencionado previamente, la DM 2 es un síndrome metabólico causado por una combinación variable de deficiencia de insulina e insensibilidad a sus efectos (insulinorresistencia); una de sus características principales es la aparición, en su evolución en el tiempo, de complicaciones crónicas (macro y microvasculares) que son, en última instancia, la causa principal de la morbi- mortalidad en tales pacientes y que provocan una importante disminución de la calidad de vida de los mismos.

Tales complicaciones son, en gran medida, responsables de los elevados gastos que genera la diabetes mellitus. (23) El control metabólico de la diabetes tiene como objetivo la normalización de la glucemia, de la presión arterial y de la dislipemia, fundamentalmente, intentando aliviar los síntomas y al menos retrasar, la aparición y progresión de dichas complicaciones.

Uno de los aspectos que se siguen estudiando, hoy en día, es el impacto de los diferentes abordajes terapéuticos de la DM 2, en su evolución. Se han comparado los resultados clínicos de abordajes convencionales, frente a tratamientos intensivos, con objetivos terapéuticos más agresivos.

El United Kingdom Prospective Diabetes Study (UKPDS) (11) se realizó con más de 5.000 pacientes con DM 2, con un promedio de seguimiento de 10 años. Se demostró, que un control estricto de la glucemia reducía en un 25% la aparición de lesiones microvasculares y que, realizando un control estricto de la presión arterial, se disminuían notoriamente tanto las complicaciones microvasculares como las macrovasculares.

Cuando se plantea el cálculo de los costes producidos por una enfermedad, hay que tener en cuenta los costes directos o relacionados directamente con los servicios sanitarios y los costes indirectos e intangibles. Hasta el momento, se han realizado aproximaciones parciales a los costes directos producidos por la diabetes, pero se han dejado de lado otros aspectos, muy importantes de la enfermedad y que son relevantes para los pacientes que la padecen y para la sociedad en su conjunto. En la mayoría de los estudios se han utilizado fuentes indirectas de cuantificación del consumo de recursos, que podrían influir en el resultado final.

El estudio CODE-2 (96) nació como una iniciativa a escala europea para estimar los costes de la DM 2 en el continente y se llevó a cabo en ocho países: Reino Unido, Alemania, España, Italia, Francia, Suecia, Países Bajos y Bélgica. Se tuvieron en cuenta todos los costes, independientemente de quién o qué institución los soportaba. Se estimó el coste que supone el tratamiento del paciente diabético, así como de las complicaciones derivadas de la enfermedad.

En cuantos a los costes asociados a la DM en nuestro país, el estudio e-2 CODE-2 se realizó en España, con el objetivo de estimar el coste de la atención a los pacientes diabéticos, a partir de una muestra representativa de pacientes atendidos en el ámbito primario de salud. Los resultados obtenidos permiten establecer, con aproximación, la estimación de los costes sanitarios, directos, indirectos e intangibles, difíciles de calcular:

- Costes directos: son los directamente relacionados con los servicios sanitarios consumidos, es decir, ingresos hospitalarios, visitas ambulatorias, tratamiento farmacológico, tiras reactivas e instrumentos para la automonitorización. Suelen ser los más fáciles de registrar y de asignarles un valor monetario.

- Costes indirectos: hacen referencia a la pérdida de productividad causada por la enfermedad, jubilaciones anticipadas, pérdida de productividad de los familiares implicados en la atención y costes de desplazamiento para la atención sanitaria.

- Costes intangibles: difíciles de cuantificar, están relacionados con el grado de sufrimiento del paciente y su calidad de vida.

El coste anual sanitario medio por paciente en el estudio, fue de 1.305,15 euros, incluyendo el control de la enfermedad como de sus complicaciones. Los pacientes sin complicaciones originaron solamente el 13,7% del gasto total, mientras que los que presentaban algún tipo de complicación (micro, macrovascular o ambas) supusieron el 64,5% del mencionado gasto. El coste medio por paciente/año, dependiendo de la presencia o no de complicaciones, aparece reflejado en la (tabla 3). (96)

COSTES	PACIENTE SIN COMPLICACION	PACIENTE CON COMPLICACION MICROASNGIOPATICAS	PACIENTE CON COMPLICACIONES MACROANGIPATICAS	PACIENTES CON AMBOS TIPOS COMPLICACIONES
AMBULATORIOS	270,09	360,31	427,35	454,14
HOSPITALARIOS	208,55	459,32	891,10	808,10
FARMACOLÓGICOS	404,70	583,66	703,04	820,54
TOTALES	883,34	1403,29	2025,49	2132,78

Tabla3. Coste medio (euros) por Paciente-año según el tipo de complicaciones. Adaptado Mata M et al (96).

El mayor consumo de los pacientes con DM 2, en general, se debió al gasto farmacéutico (554,28 euros anuales), seguido de los gastos de hospitalización (417,28 euros anuales) y en tercer lugar los gastos ambulatorios (333,58 euros anuales).

Al analizar la relación entre la diabetes mellitus y el consumo de recursos sanitarios, se observó que el 28,6% de los recursos sanitarios consumidos estaba relacionado, directamente, con el control de la diabetes, el 30,51% de los recursos, con sus complicaciones y el 40,89% no estaba relacionado (figura4).

Estas proporciones cambian cuando se hace referencia al análisis por subgrupos de coste. Así, en el ámbito ambulatorio, el mayor gasto se relaciona directamente con la diabetes (45,5%); la mayor parte del coste hospitalario está relacionada con las complicaciones (44,4%), y por último, en el apartado de gasto farmacéutico, el mayor gasto se debe a causas no relacionadas con la diabetes (figura 4)

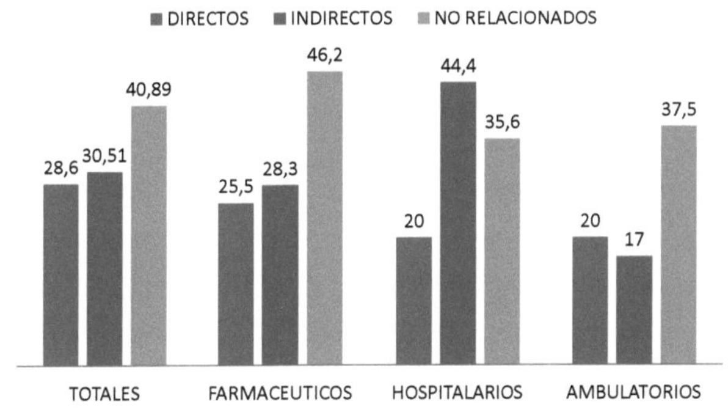

Figura4. Consumo de los recursos sanitarios según su relación con la enfermedad. Lo valores de la gráfica representan la proporción del coste %. Adaptado Mata M et al (96).

En los últimos años, los costes de las enfermedades han suscitado un creciente interés. Los estudios económicos y, en especial los de cuantificación del coste de una enfermedad, como el caso de la diabetes mellitus, tienen una clara utilidad para conocer el impacto que una enfermedad tiene sobre la colectividad, saber cómo se distribuye el gasto y por último, evaluar la capacidad de las distintas estrategias terapéuticas.

La diabetes mellitus ha llegado a ser una de las enfermedades con mayor impacto socioeconómico, fundamentalmente debido a tres factores: su elevada prevalencia en la población, el gran número de complicaciones que presenta y el impacto en la morbimortalidad y la calidad de vida.

El estudio CODE-2, (96) ya mencionado, constituye un intento de cuantificar, de forma directa, el coste global que los pacientes diabéticos generan y sus resultados indican que el gasto producido por la atención sanitaria, en el tratamiento de los pacientes con DM 2, ascendió, durante 1998 a 1.957.715.098,28 euros, para una población de 1,5 millones de pacientes diabéticos, lo que lleva a la cifra de 1.305,15 euros por paciente y año. Hay que destacar que casi el 41% de este gasto no estuvo relacionado con la diabetes, el 29% tuvo relación directa con el control de la enfermedad y el 30% con la atención a las complicaciones derivadas.

En la distribución del gasto de la atención sanitaria se observa, que la mayor parte del coste ha sido el derivado del consumo de fármacos y dentro del gasto farmacéutico, la mayor contribución no es debida al consumo de fármacos para tratar la diabetes, sino a fármacos usados para tratar las complicaciones derivadas de la enfermedad. Ello refuerza la teoría, de que un mayor control de la enfermedad puede suponer una disminución significativa en la aparición de complicaciones y, por tanto, una reducción, entre otros, de los gastos farmacéuticos. Después del farmacológico, el gasto de atención hospitalaria ha sido el más importante, aunque debido casi exclusivamente a la hospitalización de un pequeño número de pacientes, inferior al 10% de la población estudiada.

Actualmente se calcula que la población con diabetes mellitus puede consumir entre un 4% y un 14% del gasto sanitario global, en los países occidentales y un paciente con diabetes mellitus consume entre 2 y 6 veces más recursos directos, que los individuos de edad y sexo similares, con otras patologías crónicas. A pesar de la importancia sociosanitaria de esta enfermedad, en España, en el momento actual, existen escasas investigaciones publicadas acerca del coste económico asociado a la DM. (Fig. 5)

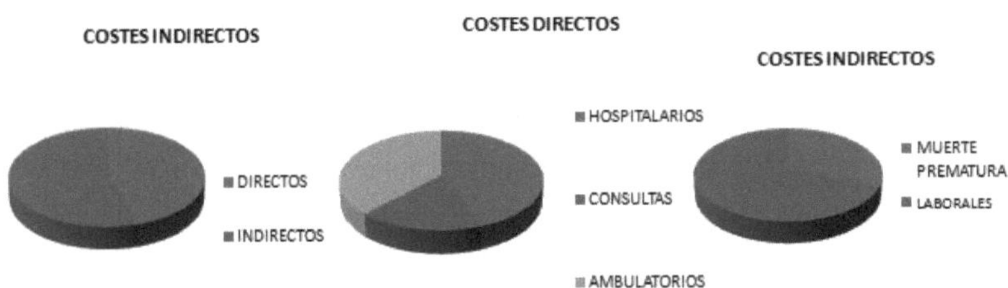

Figura5. Costes económicos globales, directos e indirectos y porcentuales, de la población diabética de Estados Unidos en 1997. Adaptado por la ADA (American Diabetes Association), 1998. Fundación Diabetes (98).

La mayoría de los artículos (95-97) mencionados analizan aspectos más o menos parciales, como el coste de la medicación, del material de autoanálisis, de la hospitalización o los costes directos ocasionados por la diabetes mellitus o sus complicaciones, pero no se abordan los costes indirectos, como los días de baja perdidos o el coste de la incapacidad laboral permanente.

Tras su comienzo, los pacientes con el diagnóstico de DM 1 pasan por una etapa inicial, que dura varios años, en la que los recursos se consumen, básicamente, en atención extrahospitalaria, fármacos y autoanálisis. Las complicaciones son principalmente agudas, poco importantes, aunque costosas si requieren ingresos hospitalarios. A partir de esa etapa parece que los costes se duplican, a expensas del tratamiento intrahospitalario de las complicaciones.

Los costes económicos ocasionados por los pacientes con DM 2 se comportan de forma distinta, ya que muchos de ellos presentan complicaciones crónicas al diagnóstico de la enfermedad, pasando rápidamente a ser consumidores de recursos para el tratamiento de las mismas, sobre todo las de tipo vascular.

1.3.- Recomendaciones de la Asociación Americana de Diabetes (ADA) para la Práctica Clínica en el manejo de la Diabetes

¿Se pueden evitar las complicaciones de la diabetes con un control meticuloso de la glucemia?: La respuesta es NO. Está claro que las complicaciones de la diabetes mellitus dependen, no sólo de un control efectivo de la hiperglucemia, sino del control de otros factores, ya mencionados y que son los principales factores de riesgo en el enfermo diabético: dislipemia, hipertensión arterial, hiperglucemia, síndrome metabólico, hipercoagulabilidad y el estado proinflamatorio.

Existen otros factores de riesgo reconocidos, como hábitos de vida inadecuados (hábito tabáquico, exceso de peso corporal, dieta inadecuada, falta de actividad física) y cuyo mantenimiento durante tiempo suficiente, contribuyen a la aparición de hipertensión arterial, dislipemia y la propia diabetes, empeorando el propio control de los factores de riesgo cardiovascular.

Por tanto, a diferencia de como se venía sosteniendo hasta hace poco tiempo, en la DM el control aislado de la glucemia no es suficiente, sino que es imprescindible una estrategia de manejo global dirigida al control en conjunto de todos los factores de riesgo previamente mencionados.

El aspecto crucial del manejo de la diabetes consiste en saber si la hiperglucemia o los trastornos metabólicos asociados, causan o aceleran el desarrollo de las complicaciones tardías mencionadas. Probablemente, las pruebas más evidentes de que el trastorno metabólico produce por sí mismo tales complicaciones, derivan de la observación de las lesiones características de la nefropatía diabética en riñones de donantes, que no padecían diabetes ni tenían antecedentes familiares de la misma, al cabo de 3 a 5 años de su trasplante a un receptor diabético (99). Tampoco se observaron lesiones de nefropatía diabética en un paciente diabético, cuya enfermedad se corrigió mediante trasplante pancreático, antes del trasplante renal (100).

Además, se ha descrito la normalización de las lesiones de la nefropatía diabética al trasplantar este tipo de riñones a receptores normales (102).

Estos hallazgos (101) sugieren, que la hiperglucemia o los trastornos metabólicos de la diabetes causan, o al menos influyen, en el desarrollo de las complicaciones.

No hay que olvidar que otros factores, probablemente genéticos, también contribuyen, como se deduce por el hecho de que algunos pacientes diabéticos, con control muy deficiente a lo largo de varios decenios, no llegan nunca a sufrir las complicaciones tardías; por el contrario, a veces se detectan complicaciones diabéticas típicas, en pacientes recién diagnosticados de diabetes mellitus o que no padecen hiperglucemia (102).

El control meticuloso con bombas de infusión de insulina reduce la microalbuminuria, mejora la velocidad de conducción de los nervios motores, reduce las lipoproteínas plasmáticas y disminuye el escape capilar de fluoresceína en la retina. Al parecer, también disminuye la anchura de la membrana basal capilar del músculo esquelético (103). En general estos cambios son de escasa magnitud y significación biológica dudosa. No existe ninguna prueba definitiva de que las complicaciones tardías puedan evitarse o se corrijan tras la casi normalización prolongada de la glucosa plasmática. De hecho, se ha descrito la progresión de la retinopatía a pesar de la desaparición de la diabetes tras el trasplante pancreático (104).

En cuanto a los efectos secundarios de la terapia insulínica intensiva, probablemente una reacción insulínica leve, en forma de nerviosismo, temblor, sensación de hambre y sudoración, que se interrumpe rápidamente mediante la ingestión de hidratos de carbono, no resulte nociva, salvo por la posibilidad del deterioro del control del paciente diabético por el efecto Somogyi, que es el "efecto rebote" producido por la administración de una dosis de insulina demasiado alta. Sin embargo, muchos diabéticos, sobre todo aquellos con enfermedad prolongada y neuropatía autónoma, no reconocen las señales habituales de alarma y evolucionan hacia un estado neurológico con alteración de la conducta, pérdida de conciencia o incluso convulsiones. Estas reacciones son muy peligrosas, tanto para el paciente como para la sociedad. Por eso, aunque hay que procurar controlar la hiperglucemia, el tratamiento está limitado por la aparición de reacciones hipoglucémicas.

En definitiva, resulta aconsejable inducir un estado en el que pueda aparecer un daño inmediato e irreversible para el paciente con la esperanza, no demostrada, de evitar las complicaciones tardías. En éste sentido, las recomendaciones de la American Diabetes Association (ADA) para la prevención de las complicaciones de la diabetes mellitus, constituyen un referente básico.

En el presente trabajo se aplicaran los criterios previos del 2009, ya que eran los vigentes en la época en la que se desarrolló el estudio. En cualquier caso, y aunque existen unas nuevas recomendaciones publicadas en 2014, no presentan cambios de gran relevancia clínica, fuera de una tendencia a tratar a más individuos basada en unos puntos de corte más bajo para establecer terapia.

Niveles de Evidencia de la American Diabetes Association (ADA)

A.- Datos claros procedentes de estudios controlados y aleatorizados, realizados correctamente, con suficiente potencia y generalizables, como ensayos multicéntricos y metanálisis que incorporan índices de calidad en el análisis.

B.- Datos apoyados por estudios de cohortes, metanálisis, estudios de casos y controles correctamente realizados.

C.- Datos apoyados por estudios observacionales con alta probabilidad de sesgo y datos de series de casos o informes de casos

E.- Consenso de expertos o experiencia clínica

1.3.1.- Factores de Riesgo Cardiovascular (FRCV)

La ECV es la principal causa de morbilidad y mortalidad en pacientes con DM y es la complicación que más contribuye al coste directo e indirecto de la misma. Numerosos estudios han demostrado la eficacia de controlar los factores de riesgo cardiovascular, para prevenir o retrasar la ECV en personas con DM (17, 107, 108)

1.3.1.1.- Hipertensión Arterial

Objetivos: los pacientes con diabetes mellitus deben ser tratados hasta conseguir una Tensión Arterial Sistólica (TAS) < 130 mm Hg (nivel de evidencia C) y una Tensión Arterial Diastólica (TAD) < 80 mm Hg (nivel de evidencia B).

Tratamiento: los pacientes con valores de TAS de 130-139 mm Hg, o de TAD de 80-89 mm Hg, deberían ser tratados exclusivamente con modificaciones del estilo de vida, un máximo de 3 meses y si los objetivos no se consiguen, añadir fármacos antihipertensivos (nivel de evidencia E).

Los pacientes con cifras de TAS ≥ 140 o de TAD ≥ 90 mm Hg, tanto en el diagnóstico como en el seguimiento deberán recibir fármacos antihipertensivos, además de las modificaciones del estilo de vida (nivel de evidencia A).

El tratamiento farmacológico en pacientes con diabetes mellitus e hipertensión arterial, deberá hacerse con una pauta que incluya un IECA o un ARA II. Si con esta pauta no se alcanzan los objetivos, se añadirá, al tratamiento, un diurético tiazídico, para aquellos pacientes con una tasa estimada de filtración glomerular (GFR) ≥ 30 ml/min por 1,73 m^2, o un diurético de asa para aquellos con GFR < 30 ml/min por 1,73 m^2 (nivel de evidencia C).

Habitualmente es necesario el tratamiento combinado (dos o más medicamentos a dosis máxima), para alcanzar los objetivos de presión arterial (nivel de evidencia B).

Si empleamos en el tratamiento IECA, ARA II o diuréticos, hay que vigilar la función renal y los niveles de potasio en suero (nivel de evidencia E).

En mujeres embarazadas con diabetes mellitus e hipertensión arterial crónica, se recomiendan objetivos de TA de 110-129 / 65-79 mm Hg, en interés de la salud materna y para minimizar la alteración en el crecimiento fetal. IECA y ARA II están contraindicados durante el embarazo (nivel de evidencia E).

1.3.1.2.- Dislipemia

Recomendaciones: Para mejorar el perfil lipídico en pacientes con diabetes se deberían recomendar modificaciones del estilo de vida centradas en la reducción de grasas saturadas, grasas *trans*, e ingesta de colesterol, pérdida de peso (si está indicada) y aumento de la actividad física (nivel de evidencia A).

El tratamiento con estatinas se debe añadir a las modificaciones del estilo de vida, independientemente de los niveles lipidicos basales, en pacientes diabéticos:

- Con ECV (nivel de evidencia A).

- Sin ECV, en mayores de 40 años y que tengan uno o más factores de riesgo de ECV (nivel de evidencia A).

Para los pacientes de menos riesgo que los mencionados anteriormente (sin ECV y menores de 40 años o sin ECV y mayores de 40 años sin factores de riesgo), el tratamiento con estatinas debería considerarse junto con las modificaciones del estilo de vida si el LDL permanece >100 mg/dl o en aquellos con múltiples factores de riesgo de ECV (nivel de evidencia E).

El objetivo primario en diabético sin ECV, es un LDL colesterol<100mg/dl (nivel de evidencia A).

En los individuos con ECV, se puede considerar un objetivo de LDL colesterol <70 mg/dl, usando dosis altas de estatinas (nivel de evidencia B).

Si no se alcanzan los objetivos propuestos con la dosis máxima de estatinas tolerada, una reducción de LDL colesterol del 30-40%respecto al basal, puede ser una alternativa al objetivo terapéutico (nivel de evidencia A).

Son deseables niveles de triglicéridos <150mg/dl y HDLcolesterol>40mg/dl en los hombres y >50 mg/dl en las mujeres.

Sin embargo, el objetivo de LDL colesterol y el tratamiento con estatinas siguen siendo la estrategia prioritaria (nivel de evidencia C).

El tratamiento combinado utilizando estatinas y otros agentes hipolipemiantes puede ser considerado para alcanzar las metas lipídicas, pero no se ha evaluado en estudios de resultados para ECV o de seguridad (nivel de evidencia E).

El tratamiento con estatinas está contraindicado en el embarazo (nivel de evidencia E).

1.3.1.3.- Antiagregación Plaquetaria

Recomendaciones: Acidoacetilsalícilico (AAS) (75-162 mg/día)en prevención primaria en aquellos pacientes con diabetes tipo 1 ó tipo 2 y riesgo cardiovascular (RCV) aumentado, incluyendo los >40 años o que tienen FRCV adicionales (historia familiar de ECV, hipertensión arterial, tabaquismo, dislipemia o albuminuria) (nivel de evidencia C).

AAS (75-162mg/día) en prevención secundaria en individuos diabéticos con antecedentes de ECV (nivel de evidencia A).

Para pacientes con ECV y alergia documentada a la AAS, se debería usar clopidogrel (75mg/día) (nivel de evidencia B).

El tratamiento combinado utilizando AAS (75-162mg/día) y clopidogrel (75mg/día), es razonable en el primer año después de un síndrome coronario agudo (nivel de evidencia B).

AAS no está recomendado en personas <30 años debido a la falta de evidencia y beneficio y está contraindicado en pacientes menores de 21 años por el riesgo asociado de Síndrome de Reye (nivel de evidencia E).

1.3.1.4.- Hábito tabáquico

Recomendaciones: Aconsejar a todos los pacientes no fumar (nivel de evidencia A).

Incluir el consejo breve para dejar de fumar, así como otras formas de tratamiento como un componente del manejo de la diabetes (nivel de evidencia B).

1.3.1.5.- Enfermedad Cardiovascular

Recomendaciones: En pacientes con ECV conocida, debe utilizarse un IECA (nivel de evidencia C), aspirina (nivel de evidencia A), y estatinas (nivel de evidencia A), si no está contraindicado para reducir el riesgo de eventos cardiovasculares.

En los pacientes con un infarto de miocardio previo, añadir ß-bloqueantes (si no están contraindicados) para reducir la mortalidad (nivel de evidencia A).

En pacientes >40 años con otro FRCV (hipertensión, antecedentes familiares, dislipidemia, microalbuminuria, neuropatía autonómica cardíaca, o tabaquismo), debería utilizarse un IECA, aspirina, y tratamiento con estatinas (si no está contraindicado) para reducir el riesgo de eventos cardiovasculares (nivel de evidencia B).

En pacientes con insuficiencia cardíaca estable, está contraindicado el uso de tiazolidindionas (nivel de evidencia C).

La metformina puede ser usada en pacientes con insuficiencia cardíaca estable si la función renal es normal, debería evitarse en pacientes con insuficiencia cardíaca inestable o pacientes hospitalizados (nivel de evidencia C).

1.3.2.- Lesión de órgano diana

1.3.2.1.- Nefropatía

Recomendaciones: En el tratamiento de pacientes no embarazadas con micro o macroalbuminuria, se deberían utilizar IECA o ARA II (nivel de evidencia A).

Si bien no hay suficientes comparaciones entre IECA o ARA II, hay ensayos clínicos que apoyan cada una de las siguientes declaraciones:

- En pacientes con diabetes tipo 1, con HTA y cualquier grado de albuminuria, los IECA han demostrado retrasar la progresión de la nefropatía (nivel de evidencia A).

- En pacientes con diabetes tipo 2, HTA y microalbuminuria, ambos (IECA y ARA II) han demostrado retrasar la progresión a macroalbuminuria (nivel de evidencia A).

- En pacientes con diabetes tipo 2, HTA, macroalbuminuria e insuficiencia renal (creatinina en suero >1,5 mg/dl), ARA II han demostrado retrasar la progresión de la nefropatía (nivel de evidencia A). Si una clase no se tolera, debería ser sustituida por la otra (nivel de evidencia E).

Se recomienda la reducción de la ingesta de proteínas a 0,8 -1,0 g/kg peso/día en individuos con diabetes en las primeras etapas de insuficiencia renal, y a 0,8 g/kg peso/día en las etapas posteriores de la insuficiencia renal. Esto podría mejorar las medidas de la función renal (por ejemplo, la tasa de excreción de albúmina en orina y tasa de filtrado glomerular)(nivel de evidencia B).

Cuando se utilizan IECA, ARA II o diuréticos, vigilar los niveles de potasio sérico y de creatinina para detectar el desarrollo de enfermedad renal aguda e hiperpotasemia (nivel de evidencia E).

Se recomienda la supervisión continua de la excrección urinaria de albúmina para evaluar tanto la respuesta al tratamiento como la progresión de la enfermedad (nivel de evidencia E).

Hay que considerar derivar al paciente a un nefrólogo cuando existe incertidumbre acerca de la etiología de la enfermedad renal (alteraciones en el sedimento urinario, ausencia de retinopatía, deterioro rápido del filtrado glomerular), dificultad en el manejo, o enfermedad renal avanzada (nivel de evidencia B).

1.3.2.2.- Retinopatía

Recomendaciones: Se debe optimizar el control de glucemia y de PA para reducir el riesgo o enlentecer la progresión de la retinopatía. (A) En los pacientes con DM 2, debe realizarse una exploración oftalmológica completa con dilatación pupilar en el momento del diagnóstico (B).

En los pacientes con DM1, el examen debe hacerse dentro de los cinco primeros años tras el diagnóstico. (B)

Si no hay evidencia de retinopatía en una o más exploraciones, es suficiente realizar el seguimiento cada dos años. Si se objetiva algún grado de retinopatía, debe repetirse anualmente, y si la alteración es progresiva, pueden requerirse revisiones más frecuentes. (B).

A las pacientes con DM que planifiquen un embarazo o embarazadas recientemente se les debe advertir del riesgo del desarrollo/progresión de retinopatía diabética (RD). Debe realizarse un examen oftalmológico en el primer trimestre de embarazo con seguimiento estrecho durante todo el embarazo y al año tras el parto. (B)

Se debe derivar de forma preferente a un oftalmólogo a aquellos pacientes con edema macular, RD no proliferativa severa o cualquier grado de RD proliferativa. (A)

La fotocoagulación con láser es adecuada para reducir el riesgo de pérdida de visión en pacientes de alto riesgo de RD proliferativa, edema macular clínicamente significativo y en casos de RD no proliferativa severa. (A)

El tratamiento con inhibidores del factor de crecimiento endotelial vascular (VEGF) está indicado para el edema macular diabético. (A)

La presencia de RD no constituye una contraindicación para la antiagregación con AAS, puesto que no incrementa el riesgo de hemorragia retiniana. (A) La RD es una complicación vascular muy específica tanto de la DM1 como de la DM2, con una prevalencia estrechamente relacionada con la duración de la enfermedad, y es la causa más frecuente de ceguera en adultos de 20-74 años. El glaucoma, las cataratas y otras alteraciones oculares son más frecuentes y se presentan a edades más tempranas en personas con DM. Además de la duración de la DM, los factores que aumentan o se asocian con RD son la hiperglucemia crónica, la nefropatía y la HTA.

Uno de los principales motivos para el cribado de la RD es la eficacia bien establecida de la fotocoagulación con láser en la prevención de la pérdida de visión. Dos ensayos clínicos extensos, el Diabetic Retinopathy Study (DRS) en pacientes con RD proliferativa y el Early Treatment Diabetic Retinopathy Study (ETDRS) en pacientes con edema macular, proporcionaron el apoyo más fuerte sobre los beneficios de la fotocoagulación. En ambos estudios, la fotocoagulación con láser tuvo beneficio para reducir la pérdida de visión, pero no para revertir la visión ya perdida. El uso de inhibidores del Factor de Crecimiento Endotelial Vascular (VEGF) mejora la visión y reduce la necesidad de fotocoagulación en pacientes con edema macular. Terapias emergentes para la retinopatía incluyen el uso de fluocinolona intravítrea y la posibilidad de prevención con fenofibrato. La eficacia en la prevención de los tratamientos y el hecho de que los pacientes con RD proliferativa o edema macular puedan estar asintomáticos, ofrece una potente razón para los programas de cribado para detectar la RD. D.

1.3.2.3.- Neuropatía

Recomendaciones: Todos los pacientes deben someterse a pruebas de cribado de polineuropatía distal simétrica (PND) en el momento del diagnóstico y por lo menos anualmente, utilizando simplemente test clínicos. (B)

Los test electrofisiológicos se necesitan rara vez, excepto en las situaciones en que las características clínicas sean atípicas. (E)

La detección de signos y síntomas de neuropatía autonómica debe ser realizada en el momento del diagnóstico de la DM 2 y cinco años después del diagnóstico de DM 1. Las pruebas especiales se necesitan rara vez y posiblemente no afectan al manejo o a los resultados. (E)

Se recomiendan medicamentos para aliviar los síntomas específicos relacionados con PND y neuropatía autonómica, ya que reducen el dolor (B) y mejoran la calidad de vida del paciente. (E)

El diagnóstico y el tratamiento precoz de la neuropatía es importante por las siguientes razones:

1. El paciente diabético puede tener neuropatías no diabéticas que pueden ser tratables.

2. También hay opciones de tratamiento de la neuropatía sintomática diabética.

3. Hasta el 50 % de las PND pueden ser asintomáticas y los pacientes tienen riesgo de hacerse heridas en los pies.

4. La neuropatía autonómica, y en particular la cardiovascular, puede ser un factor de riesgo independiente para la mortalidad cardiovascular.

1.3.2.4.- Cuidado del pie diabético

Recomendaciones: A todos los pacientes con DM se les debe realizar un examen anual exhaustivo del pie para identificar factores de riesgo predictores de úlceras y amputaciones. Dicho examen debe incluir inspección, evaluación de pulsos y prueba para la pérdida de sensación protectora (prueba del monofilamento 10-g más cualquier otra prueba, como el uso del diapasón de 128 ciclos/segundo o reflejos aquíleos). (B)

Se debe proporcionar educación general para el auto cuidado del pie a todos los pacientes con DM. (B)

Se recomienda un enfoque multidisciplinar para personas con úlceras en los pies y alto riesgo, especialmente en aquellos con historia previa de úlcera o amputación. (B)

Los pacientes fumadores, con pérdida de la sensación protectora y anormalidades estructurales, o que tienen historia previa de complicaciones en extremidades inferiores, deben derivarse a especialistas para prevención, cuidado y vigilancia a lo largo de la vida. (C)

El cribado inicial para enfermedad arterial periférica debe incluir anamnesis para claudicación y una evaluación de pulsos pedios. Puede considerarse la posibilidad de obtener el índice tobillo-brazo, ya que muchos pacientes con enfermedad arterial periférica están asintomáticos. (C)

Los pacientes con claudicación significativa o índice tobillo-brazo alterado deben derivarse para exploración vascular y valorar la práctica de ejercicio, tratamiento farmacológico y opciones quirúrgicas. (C)

El riesgo de úlceras o amputaciones está aumentado en pacientes con los siguientes factores de riesgo:

1-Amputación previa.

2- Historia de úlcera en pie.

3-Neuropatía periférica.

4-Deformidad del pie.

5- Enfermedad vascular periférica.

6- Alteraciones visuales.

7- Nefropatía (sobre todo los pacientes en diálisis).

8-Mal control glucémico.

9-Fumadores.

La exploración clínica para identificar pérdida de la sensibilidad protectora es simple y no requiere un equipo costoso. Cinco test clínicos sencillos (uso de monofilamento de 10-g, pruebas de sensibilidad vibratoria utilizando un diapasón de 128 Hz, pruebas de pinchazo [pinprick], evaluación de reflejos aquíleos y umbral de percepción de la vibración con un biotensiómetro) se consideran útiles en el diagnóstico.

Se acordó que cualquiera de las cinco pruebas que se enumeran podría emplearse como cribado para identificar la alteración de la sensibilidad protectora, aunque lo ideal sería realizar dos de ellas: el monofilamento de 10-g y otra prueba.

Una o más pruebas anormales sugieren lesión. Los pacientes con DM y pies de alto riesgo deben ser educados con respecto a sus factores de riesgo y sobre cómo manejarlos de forma apropiada. Deben comprender las implicaciones de la pérdida de sensibilidad protectora, la importancia de la vigilancia diaria de los pies, el correcto cuidado de los mismos, incluyendo uñas y piel, y la selección apropiada del calzado. A los pacientes con pérdida de la sensibilidad protectora en los pies, se les debe enseñar cómo sustituir esa pérdida por otras modalidades sensoriales (palpación con la mano, inspección visual).

Los pacientes con neuropatía o evidencia de aumento de la presión plantar (por ejemplo, eritema, calor, callosidad) pueden manejarse adecuadamente con zapatos que amortigüen los pies y redistribuyan la presión.

Las callosidades pueden tratarse mediante desbridamiento con un bisturí por un experto.

Las personas con deformidades óseas (por ejemplo, dedos en martillo, cabezas del metatarso prominentes, juanetes) pueden necesitar zapatos extra anchos. Si las deformidades óseas son extremas (por ejemplo, pie de Charcot) y no se acomodan a un calzado terapéutico comercial, pueden necesitar zapatos hechos a medida.

La mayoría de las infecciones del pie diabético son poli microbianas, con cocos grampositivos aerobios y especialmente estafilococos, que son los microorganismos causales más comunes. Las heridas sin evidencia de infección en tejido blando o hueso no requieren tratamiento antibiótico. En muchos pacientes con infección aguda se podría usar tratamiento antibiótico empírico según las guías de práctica clínica, pero los que tienen riesgo de infección con organismos resistentes a antibióticos o tienen infecciones crónicas, previamente tratadas o graves, deben ser remitidos a centros de atención especializada. Las úlceras del pie y las heridas pueden requerir el cuidado de un podólogo, cirujano ortopédico o vascular, o especialista en rehabilitación, con experiencia en DM.

1.4.- Manejo de la Diabetes en los Servicios de Urgencias Hospitalarios

A los SUH acuden habitualmente un elevado porcentaje de pacientes diabéticos, y hasta ahora el manejo en los mismos se centraba en un control de la glucemia y tratamiento de las complicaciones, en general agudas, de estos enfermos. Esto probablemente es debido en general a la propia dinámica de la clínica de los pacientes que acuden a los SUH y de la organización, estructura y objetivos que se entienden son los prioritarios en ellos. Así, los resultados parecen indicar que el manejo se centra en las complicaciones agudas y no se aprovecha la elevada frecuentación de pacientes con DM en este ámbito asistencial para optimizar la prevención de los factores de riesgo, el control de las complicaciones y asegurar un adecuado seguimiento al alta que permita la continuidad de cuidados y garantice aplicar los tratamiento a largo plazo que puedan contribuir a mejorar su pronóstico y calidad de vida.

Para entender el presente trabajo es preciso describir, de forma no exhaustiva, las características, peculiaridades y evolución histórica de los SUH, para poder posteriormente analizar correctamente los resultados del manejo de los pacientes diabéticos, obviamente muy influenciado por las características de los escenarios clínicos de la fase aguda, y que difieren de forma muy relevante de otros escalones asistenciales. En éste sentido, y a diferencia de otros ámbitos de atención, la evidencia científica disponible en relación con las características de los pacientes diabéticos que acuden a los SUH y su manejo es realmente escasa, y constituye una laguna de conocimiento que es preciso solucionar para establecer estrategias de mejora de la calidad asistencial.

Por tanto, a continuación se describen brevemente las características de la atención urgente hospitalaria en nuestro país.

1.4.1.- Los Servicios de Urgencias Hospitalarios

La demanda asistencial sanitaria urgente, hospitalaria y extrahospitalaria sufre en nuestro país un continuo crecimiento con unas cifras cercanas a los 24,4 millones de urgencias en los años 2005 de los que más de 16 millones lo fueron a Servicios de Urgencias hospitalarios (107). La tasa de crecimiento es tal que cada año se añaden más de 720.000 visitas a las del anterior, con frecuencia por un uso inadecuado de los mismos, en relación con consultas por patologías banales, por defectos en la organización de otras áreas del sistema sanitario, por problemas sociales o simplemente por mayor confianza en los SUH que en los puntos de atención urgente extrahospitalaria. Todo ello se engloba en una tendencia general en los países occidentales en los que durante las últimas décadas han presentado un cambio en los circuitos asistenciales. Así, los pacientes cada vez en mayor medida, tienden a abandonar los circuitos clásicos de las consultas para acudir directamente a los SUH, que se han convertido en gran medida en la "puerta de entrada" al sistema sanitario de atención especializada, principalmente para pacientes ancianos o con enfermedades crónicas, muy principalmente cardiopulmonares y metabólicas, donde se encuadra la población diana del presente estudio.

El desarrollo del modelo hospitalario y extrahospitalario en España se efectúa fundamentalmente a partir de los años 80 del siglo pasado cuando se detectan cifras altas de mortalidad extrahospitalaria, lo que motiva que diversas sociedades científicas alerten a los poderes públicos a dotar con más y mejores recursos a los servicios de urgencias, fundamentalmente los hospitalarios y los servicios de asistencia y transporte urgente extrahospitalarios, originando tanto su expansión y desarrollo, como un cierto "efecto llamada" sobre los mismos que puede influir en el incremento de su utilización por la población general. Esta afirmación puede verificarse fácilmente analizando los mensajes que clínicos, administración y sociedades científicas han realizado, acertadamente, para que por ejemplo los pacientes con sintomatología cardiovascular o cerebrovascular aguda consulten lo más rápida posible con un dispositivo médico, y que los dispositivos de acceso libre las 24 horas del día y todos los días del año, son los SUH.

Es en la década de los noventa, en el seno de la expansión de la red de hospitales comarcales, las tasas de utilización de los SUH crecen una media de un 5% cada año , de manera continuada, y no sólo por la lógica de crecimiento de la utilización por el envejecimiento de la población y de las enfermedades crónicas o de la insuficiente cultura sanitaria, sino por el aumento de la oferta sanitaria con acceso más fácil, incluso geográfico a su acceso, lo que produce indefectiblemente una masificación de los mismos y un riesgo potencial de deterioro en la calidad de la atención que se ofrece en los mismos (108).

Esto conduce a una hiperfrecuentación y saturación de los SUH, lo que puede producir en ocasiones una reducción en su efectividad y capacidad de resolución, con implicaciones tanto es en su funcionamiento diario, como en la la eficacia en todo el proceso sanitario, tanto en la fase aguda como en su seguimiento posterior en otros ámbitos asistenciales. La elevada frecuentación de los SUH, especialmente en circunstancias históricas de recursos limitados, tienen un impacto en todos los procesos que tienen lugar en ellos, desde la prioridad en la atención, la rapidez y la calidad del manejo, y tiene un riesgo potencial de impactar en el pronóstico y manejo posterior de los pacientes. Todo ello hace necesario un enorme reto organizativo y de gestión sanitario para moderar y adecuar tanto la demanda a los SUH como su dotación y capacidad de respuesta sanitaria, sin demasiado éxito hasta el momento actual, ya que la realidad es que siguen creciendo las tasas de utilización de los mismos pues:

1) El volumen de urgencias hospitalarias sigue creciendo de manera progresiva des de hace tres décadas, aunque con un incremento ligeramente inferior en los últimos años.

2) Sigue en aumento la afluencias de personas mayores de 75 años y con pluripatología descompensada, o pacientes pluripatológicos o, simplemente grandes ancianos o personas con discapacidad o enfermedades crónicas progresivas no descompensadas, que utilizan los SUH como fuente primaria de atención sanitaria, en lugar de acudir a consultas u otras áreas asistenciales. Además, sigue creciendo la proporción en que estos pacientes acuden a los SUH respecto del total de los pacientes atendidos en urgencias, lo que implica una mayor saturación y consumo de recursos en patología que no es estrictamente urgente.

3) El grupo de pacientes con patología que no debería acudir a los SUH es al menos el 25 % del total, ya que deberían de utilizar otros recursos existentes en el sistema nacional de salud.

4) El grado de incertidumbre en el proceso asistencial sanitario, que se acepta, tanto por parte de los profesionales sanitarios, como por parte de los pacientes, es cada vez más bajo, lo que hace que se disparen, en un número inaceptable y, acaso, no necesario, las exploraciones complementarias.

5) El perfil del demandante y los motivos que obligan a la demanda de asistencia urgente permiten extraer conclusiones: (109,110). Figura 6 (111).

a) La patología más frecuente atendida en urgencias hospitalarias son los procesos respiratorios de vías altas, enfermedades del aparato locomotor y enfermedades con síntomas mal definidos

b) La edad de los pacientes se va incrementando progresivamente en años sucesivos, con un incremento mayor en los servicios hospitalarios que extrahospitalarios

c) La mayoría de los pacientes acuden sin utilización previa de otros escalones sanitarios, en gran parte por no obtener una solución a sus problemas médicos en los mismos, ya por desconfianza en los mismos o por confianza en los hospitalarios, o, en otras ocasiones, no pocas, por comodidad.

d) La auto percepción de la gravedad de los síntomas y la necesidad de acudir a un servicio de urgencias hospitalario se incrementa con la edad y con la pérdida de un estado de salud bueno (enfermedades crónicas)

e) La cuestión esencial de la asistencia del usuario es la de reducir la incertidumbre, por eso los pacientes que elaboran un autodiágnostico claro (síntomas ya conocidos) filtran más la asistencia hospitalaria.

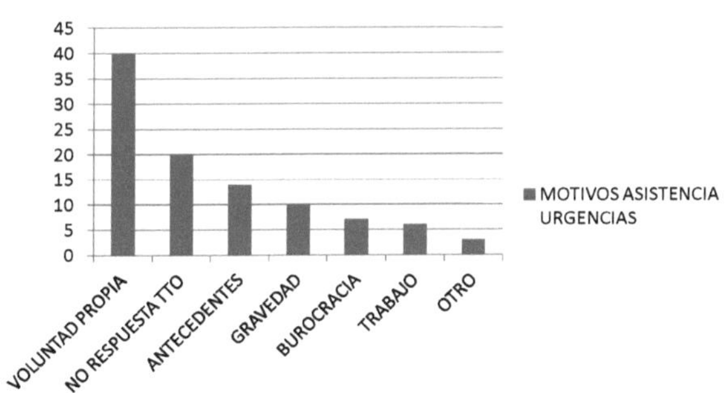

Figura6. Motivo de acudir a urgencias. Adaptado de Núñez López R et al Revista Científica de la Sociedad española de Enfermería de Urgencias y Emergencias (111).

La búsqueda de soluciones a esta hiperfrecuentación y masificación de los mismos pasa por analizar tres aspectos fundamentales que actúan cada uno de ellos de manera independiente en todo el proceso de atención en urgencias:

1) Un análisis de las entradas al sistema, así una parte de ellos, son inherentes a los propios SUH, como son los pacientes gravemente enfermos, pero otros de ellos hacen uso de este escalón asistencial por diversas razones, o bien por un más fácil acceso a exploraciones complementarias o especialistas, o por la inmediatez de su utilización, o por falta de otras soluciones asistenciales.

En definitiva, por parte de muchos de los usuarios de los SUH se perciben estos como una red de seguridad asistencial sanitaria que soporta lo que se perciben como debilidades del sistema.

Pero los propios sistemas de salud aprovechan esta percepción de la población inhibiéndose y dejando que los servicios de urgencias resuelvan las disfunciones que el propio sistema genera y cuya resolución tendría un coste económico y, sobre todo, practico, más difícil. El resultado, en cualquier caso redunda en una mayor saturación del sistema sanitario de las urgencias hospitalarias

2) Otro aspecto fundamental es la gestión y el rendimiento del servicio de urgencias, ya que de cómo sea ese rendimiento, repercutirá directamente en los tiempos de estancia hasta el fin de cada proceso sanitario. Un estadio primero descansaría en el área de triaje y un segundo descansa en la valoración precoz de los pacientes por parte del personal facultativo, pues planificaría más rápidamente la orientación clínica y la planificación de las exploraciones necesarias. Este segundo aspecto, no obstante depende en gran medida de la infraestructura y equipamiento de cada uno de ellos

3) El tercer aspecto a tener en cuenta es el que hace referencia al drenaje o salida de los pacientes una vez se ha finalizado la atención. Entre el 80-85%son derivados a su domicilio, el 20-15% restante acumulan los mayores

tiempos de estancia en urgencias y condicionan la dinámica de los propios servicios de urgencias, ya que, de un lado distraen tiempo y dedicación para la disponibilidad del personal para nuevos pacientes que sigan llegando.

Este embudo en la asistencia sólo tiene resolución con la adopción de políticas de gestión de las camas hospitalarias, que prevea la reserva suficiente de estas para ingresos procedentes de urgencias, sin perjudicar, en lo posible, los ingresos programados.

En los últimos tiempos se han implementado estrategias alternativas a las clásicas de gestión de camas con la creación de Unidades de Corta estancia Hospitalaria (dependientes en algunos casos de los propios SUH) y con la Hospitalización Domiciliaria, lo que ha beneficiado al drenaje de enfermos de los servicios de urgencias, si bien, a veces con resultados discutibles, en el caso de la asunción de las Unidades de Corta Estancia por los propios facultativos de urgencias, ya que el presunto drenaje de salida de enfermos de las urgencias es en realidad ficticio, ya que siguen distrayendo recursos profesionales a la propia urgencia.

La reseña de estas dificultades sobre el tipo de pacientes, la hiperfrecuentación, etc., influyen y por ello se hace referencia a las mismos en el estudio que sostiene esta tesis, ya que este funcionamiento, saturado, hipertrofiado y, acaso, alejado de los estándares debidos de calidad sanitaria influyen de manera notable en los conclusiones sobre la no optimización de los servicios de urgencias en la atención a los pacientes diabéticos, sobre todo teniendo en cuenta que, en muchas ocasiones este es el único escalón sanitario utilizado por muchos pacientes para el control, seguimiento y prevención de las complicaciones de la propia diabetes mellitus.

1.4.2.- Hacia un nuevo enfoque en el manejo del paciente diabético en los SUH.

El futuro de los SUH, es el abordaje del paciente diabético con un manejo integral, no sólo de las complicaciones agudas y ni siquiera de las crónicas, sino dándole un enfoque nuevo de abordaje completo, lo que haría de estos SUH un punto central integrado en el manejo del paciente diabético que sea y sirva como referencia para la salud para otros niveles sanitarios en los que se trata también al paciente diabético, al dotar la práctica de estos no sólo del control de las complicaciones agudas, sean o no causa o efecto de la diabetes, sino de unas normas sanitarias de mejora que encaucen el enfoque del diabético, como ya se ha dicho, desde un punto de vista integral, de forma coordinada con otros escalones asistenciales, tanto en asistencia primaria, como especializada. Así, el manejo global del paciente diabético en los SUH, de acuerdo a las recomendaciones de las guías clínicas (en éste caso de la ADA), garantizan una asistencia correcta de la mayor calidad, y que al estar alineada con la estrategia global de manejo de la DM, puede constituir una valor positivo aprovechable por otros especialistas en el manejo posterior para contribuir a mejorar los resultados finales del tratamiento de la DM.

La novedad de la presenta tesis radica en esto precisamente, es decir la necesidad de cambiar la perspectiva del manejo y seguimiento del paciente diabético en los SUH, de tal forma que el paso de estos por las urgencias hospitalarias sea, no sólo el adecuado control de las complicaciones de la diabetes, sino un aprovechamiento de los mismos para la mejora de la calidad de vida del diabético, para un correcto diagnóstico y tratamiento, y lo que es más importante para plantear también en estos servicios el concepto fundamental del control de todos los factores de riesgo cardiovascular. Dado que, como se ha mencionado previamente, son los factores de riesgo cardiovascular los responsables en gran medida del impacto negativo de la DM en el pronóstico y calidad de vida de los pacientes, las estrategias globales de manejo de la DM pueden contribuir, de forma perfectamente alineada y coordinada con el resto de especialistas implicados en la atención a éstos pacientes, a incrementar la adecuación y mejorar los resultados del manejo con la intención de influir positivamente en la calidad y esperanza de vida de esta elevada y creciente población de pacientes.

1.4.3.- Estudios sobre el Diagnóstico y Abordaje de la Diabetes Mellitus en los Servicios de Urgencias Hospitalarias

Como se desarrolla a continuación existen muchos estudios sobre el paciente diabético en los hospitales, (5) tanto sobre la propia enfermedad, como sobre las complicaciones que se derivan de esta, pero no existen no los conocemos, ni a nivel nacional ni en otros países estudios específicos sobre la práctica del manejo en los servicios de urgencias hospitalarios , eje fundamental de la presente tesis , para una orientación de mejora tanto al ingreso, durante la estancia en los servicios de urgencias y, sobre todo al alta de los mismos, ya sea a plantas de hospitalización o a domicilio para control ambulatorio de los mismos y cuyo desarrollo se realiza en los siguientes epígrafes.

1.4.3.1.- Estudios descriptivos previos de la DM

Existe muy poca experiencia publicada, en revistas indexadas, sobre el diagnóstico y el control metabólico de pacientes diabéticos, conocidos o no, evaluados en los Servicios de Urgencias por cualquier tipo de patología, con o sin relación con su diabetes.

La mayoría de estudios han sido realizados en Plantas de Hospitalización o en Atención Primaria. Nuestro Hospital, ya ha participado en alguno de ellos, con una primera evaluación de pacientes diabéticos en el área de urgencias (5).

La enfermedad cardiovascular ha sido la principal causa de morbilidad y mortalidad en los países desarrollados durante gran parte del siglo XX. El esfuerzo por identificar la población de riesgo, los factores determinantes y los mecanismos fisiopatológicos implicados, permitirá un abordaje preventivo y terapéutico adecuado de lo que constituye un verdadero problema de salud pública del siglo XXI (112). Obesidad, hipertensión arterial, hiperlipidemia, intolerancia a los hidratos de carbono y DM tipo 2 son considerados factores de riesgo, a menudo asociados en un mismo grupo de individuos. La resistencia a la insulina ha sido propuesta como nexo de unión entre los distintos factores de riesgo (11,26 ,113 ,114).

La DM constituye un problema de salud pública de magnitud creciente en nuestro entorno geográfico debido a su elevada prevalencia (86-87), su impacto sobre la calidad de vida de los pacientes, los costes sanitarios que asocian el manejo de la enfermedad y sobre todo, sus complicaciones cardiovasculares en los llamados órganos diana como el corazón, el sistema nervioso central y el riñón (1-4) Así, afecta al 13,8% de la población general y su prevalencia se incrementa con la edad (1-3). Los pacientes diabéticos presentan una prevalencia muy superior a la población general de otros factores de riesgo cardiovascular como la hipertensión arterial, la hiperlipemia o la arteriosclerosis (1-4). Dado que múltiples estudios han demostrado que el control de los factores de riesgo cardiovascular en los diabéticos previene la aparición de complicaciones en los órganos diana (8-12), las sociedades científicas internacionales recomiendan un tratamiento integral en el paciente diabético, que asocie el control del perfil glucémico con la prevención de las complicaciones cardiovasculares mediante el uso IECA o ARA-II para el control de la hipertensión arterial y del deterioro de la función glomerular, y el uso de estatinas y antiagregantes plaquetarios como profilaxis y tratamiento de la enfermedad arteriosclerótica isquémica (13). Sin embargo, diversos estudios han evidenciado un seguimiento insuficiente de estas recomendaciones en la práctica diaria (14).

Existen innumerables estudios sobre la asistencia y el manejo de los pacientes diabéticos en el ámbito hospitalario (112) así como en atención primaria, (117) en especial sobre las complicaciones que presentan los pacientes diabéticos en los órganos diana y desde todas las perspectivas posibles, cabe destacar entre ellos el estudio PREDIMERC

Dichos estudios hacen incidencia en la prevalencia de la diabetes, el control que se efectúa de la misma, la relación con la HTA, el Colesterol, los Triglicéridos, la obesidad, la actividad física, el tabaquismo, el riesgo cardiovascular, etc., pero no existen estudios publicados sobre el perfil clínico de los pacientes diabéticos que acuden a los SUH, analizar el manejo que se hace en estos, la adecuación de la profilaxis de las complicaciones cardiovasculares e identificar áreas concretas de mejora de la calidad asistencia l(1-4).

1.4.3.2.- Estudios descriptivos de la DM en los Servicios de Urgencias Hospitalarios

Los SUH acumulan en nuestro país una elevada y creciente frecuentación de pacientes, y como en otras enfermedades ocurre con la diabetes (15). Así, es importante conocer por qué va el paciente a la urgencia, así como el manejo y destino posterior de los pacientes, ya que conocer las características de los pacientes y el manejo en la práctica diaria de cualquier ámbito asistencial es una información esencial para evaluar la adecuación del tratamiento y proponer estrategias de mejora de la calidad del mismo. Sin embargo no existen estudios descriptivos previos, de los pacientes diabéticos, y que no se refieran a las complicaciones agudas que presentan cuando acuden, con desarrollos exhaustivos sobre el tratamiento de las citadas complicaciones y no, sobre el manejo estricto de las diabetes en los pacientes y las recomendaciones adaptadas a las guías de práctica clínica y a las recomendaciones de las mismas.

Existen muy pocos estudios sobre el paciente diabético en urgencias, la mayoría de ellos dedicados a las complicaciones y urgencias diabetológicas, como ya se ha mencionado previamente, a pesar de que entre un 20-40 % de los pacientes mayores de 65 años que acuden a los SUH padecen diabetes y que según la American Diabetes Association, entre un 22 y un 26% de los pacientes hospitalizados padecen diabetes y en España la mayoría de los pacientes del área médica lo hacen a través del SUH. Un estudio indica que la prevalencia de la diabetes oculta, no conocida, en los pacientes de los SUH estaría alrededor de un 5,3% del total, pero no existen en la literatura médica estudios sobre el manejo de estos pacientes con el fin de mejorar la calidad asistencial de los mismos, evitar las complicaciones y, sobre todo aprovechar la visita a los servicios de urgencias para optimizar las estrategias de profilaxis y garantizar un seguimiento adecuado.

Por todo lo anterior se desarrolló el estudio en el que se basa esta tesis. Se trata, en nuestro conocimiento, del primero en analizar el riesgo de complicaciones cardiovasculares que presentan los pacientes diabéticos atendidos en los SUH y su manejo, bajo el prisma de que estas áreas de urgencias pueden ser un lugar adecuado, como cualquier otro ámbito asistencial, para establecer profilaxis de las citadas complicaciones, garantizar un seguimiento adecuado de los pacientes, con el fin de contribuir a mejorar el manejo global de los mismos y, por ende, su pronóstico y calidad de vida.

JUSTIFICACIÓN

2.- Justificación

La realización de cualquier trabajo de investigación clínica puede basarse en la magnitud del problema a estudiar, a la aparición de novedades en el diagnóstico o tratamiento del mismo, a que se estudia en un ámbito asistencial con peculiaridades que lo diferencian de los lugares ya estudiados y conocidos, y, sobre todo, si existen en la literatura científica áreas oscuras en las que la información y la evidencia son insuficientes. Como veremos en este capítulo, todos estos factores concurren en el campo de la DM y los SUH.

1. Magnitud del problema

La DM constituye un problema de salud pública de magnitud creciente en nuestro entorno geográfico debido a su elevada prevalencia, a su impacto sobre la calidad de vida de los pacientes y a los costes sanitarios que asocian el manejo de la enfermedad y, sobre todo, sus complicaciones cardiovasculares. Así, afecta al 6-8% de la población general y, al igual que en otras enfermedades que constituyen factores mayores de riesgo cardiovascular, su prevalencia se incrementa con la edad y alcanza el 10% en mayores de 65 años. Aunque existen pocos datos directos sobre su impacto en los SUH, la prevalencia en los pacientes atendidos en los mismos se supone elevada ya que afecta al 25 % de los pacientes hospitalizados en los servicios de medicina interna (la gran mayoría de los cuales ingresa a través de los SUH), y se estima que hasta el 30-40% de los pacientes atendidos en los SUH son diabéticos.

Por otro lado, la DM es una enfermedad grave con un elevado impacto social, porque incrementa de forma significativa la mortalidad y asocia una relevante disminución de la calidad de vida de los pacientes e incluso sus convivientes cercanos. Esto es debido tanto a las complicaciones metabólicas agudas como, sobre todo, a las complicaciones cardiovasculares crónicas en los llamados órganos diana como el corazón, el sistema nervioso central o el riñón, entre otros. Por todo ello, y junto a la elevada frecuentación que produce en todos los ámbitos asistenciales, la DM asocia un elevado impacto en los costes sanitarios y por tanto, en el funcionamiento de los sistemas de salud.

2. Novedades en el manejo de la enfermedad

El manejo de la DM no se limita al control glucémico como factor de riesgo cardiovascular. Los pacientes diabéticos presentan una prevalencia muy superior a la población general de otros factores de riesgo cardiovascular como hipertensión arterial, hiperlipemia o arteriosclerosis en diversos órganos). Dado que múltiples estudios han demostrado que el control de los factores de riesgo cardiovascular en los diabéticos previene la aparición de complicaciones en los órganos diana, las sociedades científicas internacionales recomiendan un tratamiento integral en el paciente diabético, que integre el control del perfil glucémico con la profilaxis de las complicaciones cardiovasculares. Así, la ADA, con el fin de reducir su elevada morbi-mortalidad, ha propuesto estrictos objetivos clínicos y de laboratorio para un control metabólico ideal, junto con sencillas recomendaciones de profilaxis basadas fundamentalmente en el uso de inhibidores del enzima de conversión de la angiotensina (IECA) o antagonistas del receptor de la angiotensina (ARA-II) para el control de la hipertensión arterial, el uso de estatinas para el tratamiento de la hiperlipemia y los antiagregantes como profilaxis y tratamiento de la enfermedad arteriosclerótica isquémica. Sin embargo, diversos estudios han evidenciado un seguimiento insuficiente e insatisfactorio de estas recomendaciones en la práctica clínica diaria.

3. Circunstancias específicas del ámbito asistencial en el SUH.

La demanda asistencial sanitaria urgente sufre en nuestro país un continuo crecimiento con e más de 16 millones de vistas a los SUH en 2005. Esto se engloba en una tendencia general en los países occidentales en los que durante las últimas décadas han presentado un cambio en los circuitos asistenciales. Así, los pacientes cada vez en mayor medida, tienden a abandonar los circuitos clásicos de las consultas para acudir directamente a los SUH, que se han convertido en gran medida en la "puerta de entrada" al sistema sanitario de atención especializada, principalmente para pacientes ancianos o con enfermedades crónicas, muy principalmente cardiopulmonares y metabólicas, donde se encuadra la población diana del presente estudio. Por ello, y como en otras enfermedades cardiovasculares, las visitas de éstos pacientes a los SUH constituyen una excelente oportunidad para establecer pautas adecuadas de manejo agudo y profilaxis a largo plazo. Por último, en escenarios clínicos de gran complejidad o elevada frecuentación resulta especialmente útil la implementación de las guías de práctica clínica para garantizar una correcta calidad de atención a todos los pacientes, y es muy conveniente evaluar la aplicación de las mismas con el fin de diseñar estrategias que incrementen su utilización.

4. Evidencia científica sobre el manejo de la DM en los SUH

La práctica de la medicina clínica lleva aparejada la búsqueda continua de la mejora del manejo que se oferta a los pacientes, tanto en cuanto a la efectividad del mismo como al impacto (positivo o negativo) que este puede presentar sobre la calidad de vida y pronóstico de aquellos. Para implementar estrategias de mejora de la calidad asistencial, es imprescindible conocer las características clínicas de los pacientes, para diseñar las estrategias de manejo más adecuadas a su perfil clínico y también los procesos de manejo en la práctica diaria fuera de los ensayos clínicos, tanto de diagnóstico como de tratamiento y su efectividad, para evaluar estrategias de intervención basadas en la implementación la evidencia científica proveniente de los ensayos clínicos y guías de práctica clínica en estos escenarios de la clínica diaria.

Para aplicar esta metodología de mejora de la calidad asistencial en el campo del manejo de los pacientes con DM, y más concretamente en referencia a los escenarios clínicos de la dase aguda, es necesario contar con una serie de conocimientos sobre la materia:

En primer lugar es preciso conocer en detalle el perfil clínico-epidemiológico de los pacientes diabéticos que acuden a los SUH, para diseñar estrategias de manejo adecuadas a su perfil clínico, y por tanto a sus necesidades en la vida real. En este sentido es importante recordar que los ensayos clínicos aportan evidencia científica muy robusta, pero no incluyen a todos los pacientes y a veces se desarrollan en circunstancias clínicas ideales, alejadas de la práctica clínica real, lo que limita su aplicabilidad y explica en parte la reluctancia a aplicar sus resultados por parte de los clínicos asistenciales. Los estudios descriptivos en condiciones de práctica diaria complementan esta información de los ensayos clínicos y aportan valiosos datos sobre las características reales de los pacientes, a menudo con más comorbilidad y otros factores que son decisivos a la hora de tomar decisiones terapéuticas.

En segundo lugar, y antes de establecer cualquier acción de mejora, es preciso conocer las estrategias de manejo de los pacientes diabéticos que los clínicos de los SUH utilizan en su práctica diaria, tanto del proceso agudo como de las complicaciones que presentan. En ese sentido, y como ya se ha comentado previamente, las recomendaciones de las guías de practica clínica (ADA 2009), recomiendan el abordaje global de los factores de riesgo de éstos pacientes, por lo que es imprescindible conocer la implementación de estas recomendaciones en este escenario clínico de la fase aguda.

Por último es también necesario conocer los nexos de unión que enlazan los diferentes procesos asistenciales entre especialistas, es decir, las estrategias de continuidad de cuidados en cada paciente, ya que debe garantizarse un adecuado seguimiento en todos aquellos que presentan riesgo derivado de su enfermedad o el tratamiento prescrito. En este casos concreto, y dado el perfil de pacientes que acuden a los SUH, y la naturaleza limitada en el tiempo de la atención en los mismos, es de gran importancia evaluar las recomendaciones al alta de los SUH y analizar los tratamientos prescritos y escalones asistenciales de derivación, ya que es a largo plazo donde se demostrarán las ventajas o inconvenientes de algunas terapias del paciente básicamente crónico como es el diabético.

Como ya se ha expuesto con anterioridad, no hemos encontrado estudios en la literatura que aborden estos objetivos en el ámbito de los SUH.

Por tanto, la DM es un problema de salud prevalente y grave, con un impacto relevante tanto sobre el pronóstico y la calidad de vida de los pacientes como sobre los costes de atención y sobre el funcionamiento del sistema sanitario. Los SUH constituyen un ámbito asistencial con marcadas diferencias con los demás escalones asistenciales, marcados por el factor tiempo y por una elevada frecuentación de los mismos por pacientes diabéticos. Sin embargo, la información existente en la literatura sobre el manejo de la DM en los SUH es muy escasa, y en el campo particular de la profilaxis de las complicaciones del riesgo vascular y la implementación de las guías de práctica clínica, prácticamente inexistente. Por todo ello esta tesis se enmarca en el intento de cubrir, al menos en parte, las necesidades no cubiertas en el campo de la evidencia científica referente a la presentación clínica y manejo (en particular del riesgo de complicaciones cardiovasculares) de una enfermedad prevalente y grave, la DM, en un ámbito asistencial con peculiaridades muy marcadas y sobre el que no existe evidencia científica suficiente.

OBJETIVOS

3.- Objetivos

Existen escasa información sobre el perfil clínico y el manejo de los pacientes diabéticos en los SUH, en especial sobre la profilaxis de las complicaciones cardiovasculares, que permitan identificar áreas de mejora de la calidad asistencial, analizando tanto el perfil clínico como el manejo de estos pacientes y aporta datos útiles para planificar estrategias de mejora de la calidad asistencial

3.1.- Objetivo principal

El objetico principal es describir las características clínicas de los pacientes diagnosticados de DM previamente o de novo que acuden al SUH y analizar la adecuación de la prescripción del tratamiento para la prevención de las complicaciones cardiovasculares, de acuerdo a las recomendaciones de las guías de práctica clínica, para identificar áreas concretas de mejora de la calidad asistencial. Los objetivos secundarios del mismo fueron determinar el perfil de riesgo cardiovascular y describir las características clínicas y manejo global de los pacientes diabéticos en los SUH.

3.2.- Objetivos secundarios.

1) Describir el manejo de la diabetes y sus complicaciones en los SUH.

2) Determinar el perfil de riesgo cardiovascular de los pacientes y sus implicaciones para el manejo

3) Precisar el destino final de los pacientes y las estrategias de manejo posterior: recomendaciones y tratamiento al alta y derivaciones a otros ámbitos asistenciales.

4) Evaluar la proporción de pacientes que reingresan en un período de tiempo menor de 7 días desde el alta del Servicio de Urgencias y el motivo de dicho reingreso.

METODOLOGÍA

4.- Metodología

4.1.- Diseño

Estudio multicéntrico, prospectivo y observacional desarrollado en los SUH de dos hospitales de área españoles durante un periodo de reclutamiento comprendido entre noviembre de 2010 y junio de 2011. Ante la ausencia de datos epidemiológicos referidos a los SUH se calculó un tamaño muestral mínimo de 250 pacientes, para estimar las proporciones entre los diferentes perfiles clínicos de la DM tomando como valor de probabilidad de partida el 50%, un nivel de confianza del 95% y un error muestral del 8%.

4.2.- Tamaño de la muestra

Se incluyeron todos los pacientes consecutivos mayores de 14 años que acudieron al área médica del SUH durante el periodo de estudio que presentaban DM entre sus antecedentes y/o como diagnóstico final en el SUH, independientemente del motivo de consulta. Los pacientes incluidos en un ensayo clínico fueron excluidos del estudio. Para garantizar la confidencialidad de pacientes y médicos los datos fueron enmascarados mediante el método de las tablas disociadas. El estudio fue aprobado por los comités éticos de investigación clínica de los dos centros y se obtuvo el consentimiento informado de todos los pacientes.

El médico responsable rellenó una hoja de recogida de datos tras el manejo del paciente, combinando la información obtenida durante la evaluación clínica con la existente en los registros informáticos. Posteriormente el comité científico monitorizó todos los datos incluidos y comprobó su veracidad. Se recogieron los datos demográficos, co-morbilidad (lesión de órganos diana y existencia de otros factores de riesgo cardiovascular), tratamiento previo para la DM y profilaxis de complicaciones cardiovasculares, control metabólico y complicaciones previos, motivo de consulta, evaluación y diagnóstico final en el SUH, tratamiento prescrito durante su estancia en urgencias y al alta y destino final del paciente. Se definió lesión en órgano diana al diagnóstico establecido en la historia clínica del paciente de cardiopatía isquémica, ictus y/o accidente isquémico transitorio, retinopatía diabética, insuficiencia renal crónica, neuropatía o pie diabético según los criterios establecidos por la ADA (13). De acuerdo a éstas mismas guías se analizaron como indicadores del control metabólico previo y el estado de riesgo cardiovascular (o de sus complicaciones) la existencia de hipertensión arterial y las determinaciones previas de HbA1c, creatinina, LDL y microalbuminuria durante el año previo a la visita al SUH. No se realizaron formación específica sobre el manejo de la DM ni recomendaciones sobre el manejo.

4.3.- Criterios de Inclusión

Se incluyeron en el estudio de forma consecutiva a todos los pacientes diabéticos que sean admitidos en el Servicio de Urgencias, cualquiera que sea el motivo de consulta. No se establecieron criterios de exclusión para la selección de la cohorte de estudio, excepto la negativa a participar en el mismo, puesto que se trata de un estudio epidemiológico descriptivo enfocado en la caracterización de los pacientes con esta patología que acuden al Servicio de Urgencias, independientemente de otras variables.

Todos los pacientes tenían que cumplir todos los criterios de inclusión y ninguno de los de exclusión.

Paciente tipo: Paciente que es admitido en el Servicio de Urgencias del Hospital Universitario Severo Ochoa y que presentan una DM como diagnóstico previo o de novo en el episodio actual.

4.4.- Criterios de Exclusión

Pacientes mental o legalmente incapaces de otorgar su consentimiento informado, o que sus tutores o familiares no deseen otorgar dicho consentimiento.

Pacientes que no deseen otorgar su consentimiento informado

4.5.- Variables

1.- Datos socio demográficos (edad, sexo)

2.-Enfermedades concomitantes (comorbilidad)

3.-Constantes y datos basales y al ingreso en Urgencias (tensión arterial, temperatura, frecuencia cardíaca, glucemia capilar, cuerpos cetónicos)

4.-Motivo de consulta

5.-Tratamiento previo para la DM y sus complicaciones

6.-Pruebas complementarias en el episodio agudo: glucemia, creatinina (Cr), potasio, ECG, radiografía de tórax, pH, bicarbonato y sedimento urinario

7.-Datos metabólicos previos y un mes después del alta del Servicio de Urgencias: HbA1c, Cr, LDL, proteinuria

8.-Tratamiento en el Servicio de Urgencias en relación a la DM y sus complicaciones, durante su estancia y al alta

9.-Diagnósticos principales al alta del Servicio de Urgencias

10.-Destino del paciente (ingreso, observación, alta)

11.-Proporción de reingresos en menos de 7 días y sus causas

4.6.- Recogida de datos

Los pacientes fueron reclutados consecutivamente en los centros participantes por los investigadores del estudio. Para los pacientes el estudio constaba de dos visitas, para los investigadores de tres visitas, siendo las dos primeras donde se recogerán la mayoría de los datos. La información quedó recogida en los Cuadernos de Recogida de Datos (CRD) diseñados específicamente para este estudio.

En el diseño del estudio se incluyen dos visitas: basal o visita de inicio donde se recogen los datos de motivo de consulta, historia clínica, antecedentes personales y tratamientos previos, diagnósticos y tratamientos administrados; una segunda visita donde se recoge la gestión del paciente dentro y al alta del hospital así como la modificación de sus tratamientos.

El equipo investigador obtuvo la aprobación por escrito del Comité Ético para el protocolo y el formulario de consentimiento informado antes de iniciar la inclusión de pacientes en el estudio según la legislación vigente.

Los pacientes fueron evaluados antes de su inclusión para comprobar su elegibilidad. Un miembro del equipo investigador revisó los antecedentes médicos del paciente y, si se cumplen todos los criterios preliminares de elegibilidad, solicitando al paciente que participe en el estudio, explicándole la naturaleza del estudio, justificación, riesgos y beneficios así como responderá a todas las preguntas que el paciente formuló sobre el estudio. Una vez proporcionada la información se le entregó un formulario de consentimiento firmado con fecha. El paciente firmó el formulario de consentimiento antes de llevar a cabo ningún procedimiento o prueba del estudio. Una vez que el paciente acepta participar en el estudio y firma el formulario de consentimiento, el paciente podía participar en el estudio y fue incluido en este.

Una vez determinada la elegibilidad preliminar del paciente y firmado el CI, se realizaron los procedimientos del estudio en el siguiente plan de visitas:

1. Visita 1 (a la entrada en el Servicio de Urgencias):

Una vez obtenido el consentimiento informado, se realizó una historia clínica al paciente, una exploración física dirigida al motivo de consulta y a la diabetes y unas pruebas complementarias a criterio del facultativo. Se recogieron en el CRD los siguientes datos:

- Filiación: Edad, sexo

- Derivación al servicio de urgencias: Médico de Atención primaria, 112, paciente

- Historia clínica, incluyendo:

  - Tipo de Diabetes Mellitus (tipo 1, tipo 2) y tiempo de evolución de la misma

- Comorbilidad: tabaquismo, HTA, cardiopatía isquémica, dislipemia, insuficiencia cardíaca, EPOC, ACV-AIT, neuropatía-pie diabético, insuficiencia renal crónica, retinopatía, hepatopatía, enfermedades autoinmunes.

- Tratamiento con ADO: biguanidas, sulfonilureas, meglitinidas, inhibidores de la alfaglucosilasas, tiazolidinadionas, DPP4, combinaciones de ADO.

- Tratamiento con insulinas: insulinas de acción lenta, insulinas de acción rápida o insulinas de acción intermedia.

- Tratamientos concomitantes: antihipertensivos, IECA y/o ARA II, estatinas, diuréticos, tiazidas, antiagregantes, anticoagulantes.

- Motivo de consulta:

- Hiperglucemia en domicilio o en centro de salud

- Hipoglucemia en domicilio o en centro de salud

- Disnea

- Dolor torácico

- Palpitaciones

- Dolor abdominal

- TVP

- Sintomatología cardinal de DM

- Otros

-Exploración física:

- Tensión arterial

- Temperatura

- Frecuencia cardíaca

- Glucemia capilar (mg/dl)

- Cuerpos cetónicos

- Pruebas Complementarias en el episodio agudo:

- Hemograma

- Bioquímica: Creatinina, K+, glucosa

- Sedimento de orina

-Gasometría arterial o venosa: pH, bicarbonato, Electrocardiograma

- Radiografía de tórax

- Autoanalizador: Hb A1c, creatinina, proteinuria, colesterol LDL

- Diagnóstico en urgencias:

- Metabólico: debut diabético, cetoacidosis, situación hiperosmolar, descompensación hiperglucémica, hipoglucemia por ADO, hipoglucemia por insulina.

- En relación con la DM: cardiopatía isquémica, ACV, insuficiencia renal aguda o reagudización de la crónica, pie diabético, complicaciones macroangiopáticas.

- Patología respiratoria, patología cardíaca, patología abdominal, patología genitourinaria, infección de partes blandas.

- Otros diagnósticos.

- Tratamiento en urgencias:

  - Insulina intravenosa

  - Insulina subcutánea, determinando tipo

  - ADO, determinando tipo

  - Glucosa al 50% y/o Glucagón

2. Visita 2 (al alta del Servicio de Urgencias):

Se revisará el tratamiento, el diagnóstico y la gestión médica dentro del hospital.

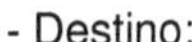

- Destino:

  - Alta

  - Observación

  - Ingreso

- Servicio en el que ingresa:

  - Endocrino

  - Medicina interna

  - Neumología

  - Cardiología

  - Digestivo

  - Neurología

  - Nefrología

  - UCI

- Médico-quirúrgico

- Quirúrgico

- Tratamiento al alta:

- Modificando hábitos higiénico-dietéticos

- Modificando ADO

- Modificando insulina

- Modificando antihipertensivos

- Añadiendo IECA y/o ARA II

- Añadiendo antiagregantes

- Añadiendo estatinas

- Reingreso en menos de 7 días y en caso afirmativo diagnóstico:

- Metabólico: debut diabético, cetoacidosis, situación hiperosmolar, descompensación hiperglucémica, hipoglucemia por ADO, hipoglucemia por insulina.

- En relación con la DM: cardiopatía isquémica, accidente cerebro vascular, insuficiencia renal aguda o reagudización de la crónica, pie diabético, complicaciones macroangiopáticas.

- Patología respiratoria, patología cardíaca, patología abdominal, patología genitourinaria, infección de partes blandas.

- Otros diagnósticos.

4.7.- Evaluación del manejo y de la profilaxis de las complicaciones cardiovasculares.

Se definió lesión en órgano diana al diagnóstico establecido en la historia clínica del paciente de cardiopatía isquémica, ictus y/o accidente isquémico transitorio, retinopatía diabética, insuficiencia renal crónica (IRC), neuropatía o pie diabético de acuerdo a los criterios establecidos por la ADA . De acuerdo a éstas mismas guías se analizaron como indicadores del control metabólico previo y el estado de riesgo vascular (o de sus complicaciones) la existencia de hipertensión arterial y las determinaciones previas de HbA1c, creatinina, LDL y microalbuminuria durante el año previo a la visita al SUH. En las figuras (7, 8, 9) se describen las indicaciones de profilaxis con IECA / ARA-II, estatinas y antiagregantes según la ADA (2009), que se consideraron los estándares de profilaxis de las complicaciones cardiovasculares de la diabetes.

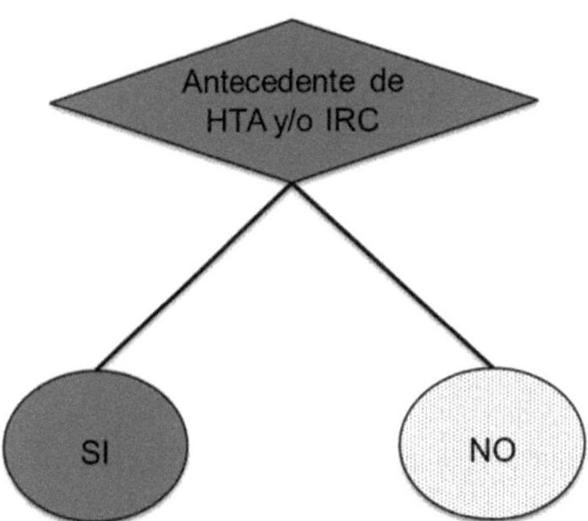

Figura7. Indicaciones de tratamiento con IECA/ARA II según la American Diabetes Association (ADA) IECA: inhibidores del enzima de conversión de la angiotensina. ARA-II: antagonistas del receptor del angiotensinógeno tipo II. HTA: hipertensión arterial. IRC: insuficiencia renal crónica.

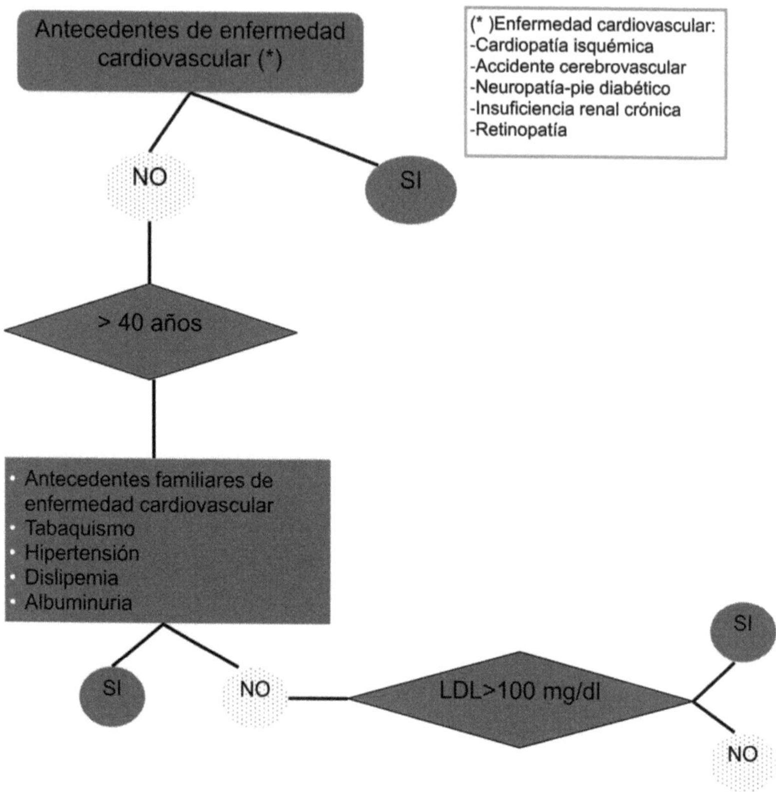

Figura8. Indicaciones de tratamiento con estatinas según la American Diabetes Association (ADA) LDL: lipoproteínas de baja densidad.

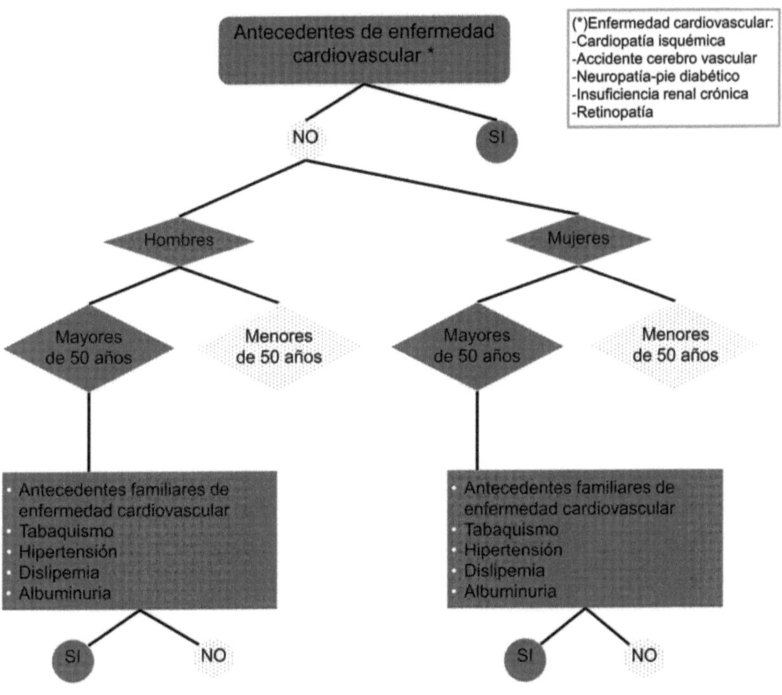

Figura9. Indicaciones de tratamiento con antiagregantes plaquetarios según la American Diabetes Association (ADA).

4.8.- Análisis de datos

Las variables cualitativas se presentan con su distribución de frecuencias. Las variables cuantitativas se resumen en su media y desviación estándar (DE) o su mediana y rango intercuartil (RIQ).

Para evaluar las diferencias entre las variables cualitativas basales y las características clínicas de los pacientes se utilizará el test de χ^2 o prueba exacta de Fisher, en el caso de que más de un 25% de los esperados fueran menores de 5. En el caso de variables ordinales se contrastará la hipótesis de tendencia ordinal de proporciones.

Se realizó la comparación de las características previas en variables de dos categorías con el test de la t de Student para muestras independientes en variables cuantitativas o análisis de la varianza en caso de más de dos categorías. Los resultados se expresaron en forma de diferencia de medias y proporciones con sus intervalos de confianza al 95% (IC al 95%).

En todos los casos se comprobó la distribución de la variable frente a los modelos teóricos y se contrastaron la hipótesis de homogeneidad de variancias. Si la variable no tiene un comportamiento normal se transformara en logaritmos.

Se realizará un análisis de la variancia de medidas repetidas (MANOVA) para evaluar la diferencia en media de la situación basal y la medición posterior al mes inicio del tratamiento (intrasujeto), en las variables continuas y un factor entre grupos al comparar categorías. En las variables cualitativas se contrastó con el test de Mc Nemar para datos apareados.

Se ajusto el trabajo a un modelo de regresión logística para evaluar los factores asociados a un buen control al mes. Se introdujeron las variables que en el análisis univariado presenten $p< 0.20$ en los contrastes de hipótesis.

Los parámetros del modelo logístico jerárquico ajustado se estiman con el método de máxima verosimilitud. Se evaluará la existencia de interacciones.

Se presentan los "odds ratio" ajustados junto a sus intervalos de confianza al 95%.

En todos los contrastes de hipótesis se rechazará la hipótesis nula con un error de tipo I o error α menor a 0.05.

El paquete estadístico utilizado para el análisis fue el SPSS para Windows versión 15.0.

4.9.- Consideraciones éticas, legales y prácticas

Se guardaron las normas de seguridad y confidencialidad propias de este tipo de estudios. El anonimato del paciente se mantuvo en todo momento, para lo cual los datos facilitados fueron incorporados a un fichero automatizado de carácter confidencial, conforme a los términos establecidos en la L.O. 15/1999 de Protección de Datos de Carácter Personal. A fin de mantener la absoluta confidencialidad de los datos del paciente, no se recogió en el CRD ningún dato del paciente que pueda identificarlo. De este modo, únicamente se asignó un código a cada paciente, correspondiente al número de reclutamiento correlativo. El investigador por su parte mantendrá para su propio uso (adjunta al CRD) una tabla de correspondencias entre las identidades de los pacientes y sus códigos, a fin de posibilitar su monitorización.

La historia clínica, así como la información recogida para cada paciente se revisó por los investigadores, y se ofreció la citada revisión a personal cualificado de las autoridades sanitarias, manteniéndose en todo momento la confidencialidad sobre los detalles y el nombre del paciente.

El presente estudio analiza de forma prospectiva una población de estudio para caracterizarla desde el punto de vista epidemiológico. Por tanto, evidentemente no existe aleatorización ni es un estudio de intervención.

Cumpliendo la ley para la realización de estudios observacionales no-EPAs, la presentación de este protocolo a un Comité Ético se consideró necesaria de acuerdo a lo estipulado en la nueva Ley de regulación de

Estudios Postautorización. El investigador principal presentó este protocolo al Comité Ético de su centro para su revisión.

Se solicitaron a todos los pacientes su consentimiento informado para participar en este estudio previamente a la recogida de ningún dato

La tesis se realizó sobre el estudio adecuado y de acuerdo con las normas sanitarias, éticas y de Buena Práctica aplicables

La propiedad de los datos y resultados corresponden al Hospital Universitario Severo Ochoa de Leganés, cuyos derechos de propiedad industrial y/o intelectual y utilización se reserva el citado centro, al que pertenece la redactora de esta tesis.

No se prevé una compensación económica a ningún miembro del equipo investigador ni a los pacientes participantes en el estudio.

El equipo investigador realizó un tratamiento estrictamente confidencial de toda la información obtenida durante la realización del proyecto, así como de los resultados del mismo, hasta que su publicidad en los foros científicos correspondientes. En consecuencia, no se ha facilitado a terceros datos o contenidos de la información mencionada, si no es con el consentimiento expreso y escrito y con las condiciones que establezca el equipo investigador, lo que no ha sucedido hasta el momento.

Puesto que el estudio es de carácter epidemiológico no encuadrable dentro del grupo de ensayos clínicos ni tampoco estudios postautorización, de acuerdo con la legislación vigente en la Comunidad Autónoma de Madrid según la ORDEN 730/2004, de 30 de junio, de la Consejería de Sanidad y Consumo, por la que se establecen los requisitos para la realización de estudios postautorización de tipo observacional con medicamentos de uso humano en la Comunidad de Madrid, no se consideró necesario solicitar la aprobación expresa de la Gerencia del centro, aunque se la informe expresamente del mismo.

RESULTADOS

5.- Resultados

CARACTERÍSTICAS DE LA POBLACIÓN.-

Se incluyeron 298 pacientes diabéticos con una edad media de 70 años (Desviación Estándar (DE) 13,6), el 50,3% eran mujeres y en 275 (92,6%) el diagnóstico era de DM tipo 2. En 269 (90%) de los pacientes existía al menos otro factor de riesgo cardiovascular asociado a la DM y en 147 (49%) existía lesión previa de órgano diana. Las características de la población del estudio y su perfil de riego cardiovascular se muestran en la (tabla 4).

Variables	Número de pacientes (%)
Nº total de pacientes	298
Edad (años)	70 (DE 13,6)
Género (femenino)	149 (50,3%)
Diabetes tipo 2	275 (92,6%)
HbA1c media	7,42% (DE 1,79)
HbA1c >9%	18,8%
LDL>100 mg/Dl	177 (59,4%)
Factores de riesgo CV	**269 (90%)**
*Tabaquismo	68 (22,9%)
*Hipertensión arterial	225 (75,5%)
*Dislipemia	163 (54,7%)
Lesión previa de órgano diana	**147 (49%)**
*Cardiopatía Isquémica	68 (22,8%)
*Ictus-accidente isquémico transitorio	46 (15,4%)
*Neuropatía-Pie diabético	26 (8,7%)
*Insuficiencia renal crónica	58 (19,5%)
*Retinopatía	32 (10,7%)

Tabla4. Características de la población del estudio

Respecto al control metabólico en 75 (25%) pacientes no existía una determinación previa de HbA1c y en 149 (50%) el valor era superior al 7%, en 177 (59,4%) pacientes la cifra de LDL era superior a 100 mg/dL, en 130 (43,3%) pacientes existía insuficiencia renal crónica y sólo se había determinado paucialbuminuria en 75 (25%) pacientes. En 170 (57%) pacientes existían antecedentes de ingresos hospitalarios previos: 1-2 ingresos en el 32,2%; más de 2 ingresos en el 24,8%.

Los pacientes portadores de lesión de órgano diana, tienen casi el triple de probabilidades de haber ingresado, previamente, 1 ó 2 veces (Odds Ratio (OR) 2,8) (1,6-4,9)) y casi 6 veces más, de tener más de 2 ingresos (OR 5,8) (3,1-10,8)). Los pacientes con antecedente de lesión de órgano diana acudieron con mayor frecuencia por nueva lesión de éste tipo ($p<0,02$, OR 2,11 (Intervalo de Confianza (IC) 95% 1,21-7,45)). En sólo el 7% de los pacientes, este episodio era un reingreso en menos de 7 días, siendo este factor más frecuente en los pacientes con lesión de órgano diana (OR 2,9 (IC 1,1-7,6)).

MOTIVO DE CONSULTA

Sólo el 11,4% de los pacientes acudieron por síntomas cardinales o por alteraciones glucémicas, y de éstos el 55,8% lo hicieron por hiperglucemia y el 32,3% por hipoglucemia. Los motivos de consulta de los pacientes diabéticos coincidían con los encontrados habitualmente en el resto de pacientes atendidos en los SUH (disnea en el 26,3%; dolor torácico o palpitaciones en el 12,5 %; y mareo o malestar general en el 18,5% de los pacientes).

Los pacientes con Hb1Ac previa >8% tenían casi cuatro veces más probabilidad de que su motivo de consulta fuera una alteración glucémica o síntomas cardinales ($p<0,001$, OR 3,83 (IC 1,91-7,68)). (Tabla 5).

MOTIVO DE CONSULTA	Pacientes	%
ENFERMEDAD GRAVE		**Porcentaje**
Dolor torácico // palpitaciones	37	12,5
Síncope	11	3,7
Alteración neurológica	28	9,4
Alguna enfermedad grave	76	25,6
RELACIONADA CON DM		
Síntoma Cardinal	7	2,4
Hiperglucemia dom. o MAP	19	6,4
Hipoglucemia dom. o MAP	11	3,7
Alguna relación con DM	34	11,4
OTRAS CAUSAS		
Disnea	78	26,3
Dolor abdominal // Diarrea	43	14,5
Fiebre	31	10,4
Mareo // Malestar general	55	18,5
Hemorragia digestiva	8	2,7
Sospecha TVP	4	1,3
Otros	72	24,2

Tabla5. Motivo de consulta al servicio de Urgencias

DIAGNÓSTICO EN URGENCIAS

La mayoría de los pacientes (70,8%) fueron diagnosticados de patologías distintas a lesión de órgano diana y/o complicaciones metabólicas. Figura 10.

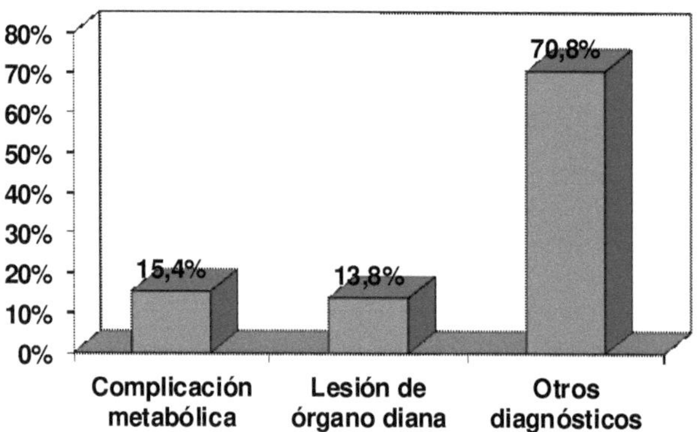

Figura10. Diagnósticos en el servicio de urgencias

Solamente un 13,8% de los pacientes fueron diagnosticados de lesión de órgano diana: pie diabético (3,7%), cardiopatía isquémica (10,2%), insuficiencia renal aguda o crónica reagudizada (16,3%), ictus (11,2%), complicaciones microangiopáticas (1,3%). (Tabla 6).

Diagnóstico	Número pacientes (%)
Complicación metabólica aguda	**55 (18,2%)**
*Descompensación hiperglucémica	*36 (66%)
*Hiperosmolar / cetósica	*10 (19%)
*Hipoglucemia	*9 (15%)
Nueva lesión órgano diana	**41 (13,8%)**
*Insuficiencia renal (aguda o crónica agudizada)	*16 (39%)
*Síndrome coronario agudo	*14 (24,4%)
*Accidente cerebrovascular agudo	*11 (26,8%)
Otras patologías	**202 (77%)**
*Cardiaca no isquémica	*79 (39%)
*Respiratoria	*59 (29%)
*Abdominal no isquémica	*33 (16,3%)
*Genitourinaria	*31 (15,7%)

Tabla6. Diagnóstico en el servicio de urgencias

Al 15,4% de los pacientes se le diagnosticó alguna complicación metabólica siendo la hiperglucemia la más frecuente (78,2%). Los pacientes con antecedente de lesión de órgano diana acudieron con mayor frecuencia por nueva lesión de órgano diana ($p<0,02$, OR 2,11 (IC 1,21-7,45)).El 25% de los pacientes que fueron diagnosticados en este episodio de lesión de órgano diana no tenía estudio metabólico previo (determinación de Hb1Ac).

TRATAMIENTO PREVIO

De los 298 pacientes incluidos, 110 (36,9%) estaban en tratamiento con insulina y 213 (71,5%) tenían tratamiento previo con antidiabéticos orales. El 73,8% de los pacientes con HbA1c >9% estaban en tratamiento con insulina en contraposición con el 29,1% de los que tenían HbA1c <6,5%. En el SUH se pautó tratamiento a 209 (71%) pacientes: insulina subcutánea a 123 (41%), insulina intravenosa a 55 (18,4%), hipoglucemiantes orales a 25 (8,4%) y tratamiento hiperglucemiante (glucosa y/o glucagón intravenosos) a 6 (2%) de ellos. (Tabla 7).

	ADO	Insulina	Insulina lenta	Insulina rápida	Todos los Ttos obligatorios	Total
Hb1AC<6,5	81% (64)	29,1% (23)	27,8%(22)	5% (4)	8,9% (7)	79
Hb1AC > 9	64,3%(27)	73,8% (31)	69 % (29)	40,5%(8)	11,9% (5)	42
Total	81,3%(165)	36,9%(110)	35,2%(105)	8,1% (24)	9,7% (29)	224

Tabla 7. Tratamiento insulínico/ADO. ADO: Antidiabético oral. Ttos: Tratamientos. Hb1AC: Hemoglobina Glicosilada.

En la Tabla 8 se muestran los pacientes con indicación de profilaxis de acuerdo a las recomendaciones de la ADA, los pacientes con profilaxis previa y la prescripción en el SUH, seguían o eran reflejados de la siguiente forma: en total, 215 (78,8%) de los pacientes con indicación de profilaxis no seguía alguna de las recomendaciones y 30 (10,8%) de ellos no seguía ninguna. Solamente un 21,2% de los pacientes estaba adecuadamente tratado en cuanto a antihipertensivos, antiagregación y estatinas. El 27,6% de los pacientes no seguían las recomendaciones respecto a IECA/ARA II; el 50,2% no lo hacía para las estatinas y el 57,6% tampoco para los antiagregantes. En el análisis por lesión de órgano diana, el 40,7% de los pacientes con cardiopatía isquémica o ictus o pie diabético, no tomaba antiagregantes; el 60% de los pacientes con cardiopatía isquémica no tomaba estatinas; y el 32% de los hipertensos no tomaba IECA/ARA II.

	Nº pacientes con indicación	Nº pacientes con tratamiento previo	Prescripción en el SUH
IECA / ARA-II	229	153	1
Estatinas	273	120	1
Antiagregantes plaquetarios	257	101	3
IECA / ARA-II + Estatinas	227	75	0
IECA / ARA-II + Antiagregantes	220	58	0
Estatinas + Antiagregantes	257	52	0
IECA / ARA-II + Antiagregantes + Estatinas	220	34	0

Tabla8. Prescripción de profilaxis de las complicaciones cardiovasculares según la American Diabetes Association (13) previa a la consulta y en el servicio de urgencias.

La existencia de profilaxis correcta con estatinas de acuerdo a las guías se relacionaba con el antecedente de dislipemia (p<0,01, OR 5,16 (IC 95% 2,58-10,31)) y con el de cardiopatía isquémica (p<0,01, OR 3,64 (IC 95% 2,03-6,52)) y el tratamiento antiagregante con la existencia de cardiopatía isquémica (p<0,01, OR 2,66 (IC 95% 1,52-4,66)), o el antecedente de ictus (p<0,018, OR 2,08 (IC 95% 1,1-3,95)). Los pacientes que no tenían prescritos ni estatinas ni antiagregantes fueron además los más frecuentemente diagnosticados de lesión de órgano diana en el SUH (p<0,011, OR 2,3 (IC 95%1,17-9,88) y p<0,085, OR 2,04 (IC 95% 1,06-3,79) respectivamente).

ACTITUD Y SEGUIMIENTO AL ALTA

De aquellos pacientes con indicación de tratamiento según la ADA y sin tratamiento previo (población elegible para prescripción de profilaxis en urgencias), a la salida del SUH únicamente se prescribieron IECA/ARA-II a 1 paciente, estatinas a 1 paciente y antiagregantes a 3 pacientes. El tratamiento era inadecuado en el 78,8% y solamente a un 17,1% se le modificó. Sin embargo, ninguna de estas modificaciones cumplía todos los criterios de la ADA. Las modificaciones de tratamiento más habituales estuvieron en relación con la insulina y los fármacos antihipertensivos. Tabla 9 y al 23,9 % de los pacientes ni siquiera se les indicó ningún tipo de tratamiento.

	Hábitos	ADO	Insulina	AntiHTA	Añadir IECA/ARAII	Añadir antiagregantes	Añadir estatina
Pacientes	11	6	10	8	1	3	1
%	6,3	3,4	5,7	4,6	0,6	1,7	0,6

Tabla9. Modificación de tratamiento al alta. ADO: Antidiabético oral. IECA: inhibidores del enzima de conversión de la angiotensina. ARA-II: antagonistas del receptor del angiotensinógeno tipo II. AntiHTA: Antihipertensivos

Tras la evaluación en el SUH fueron dados de alta 172 (58,7%) pacientes, bien directamente o tras pasar por la unidad de observación de urgencias. En éstos pacientes se realizaron al alta recomendaciones sobre modificación de los hábitos de vida o dietéticos en 11 (6,2%) casos, se modificó la pauta de insulina en 10 (5,7%), y se cambió el agente hipoglucemiante oral en 6 (3,4%) y el hipotensor en 8 (4,5%).Al alta del SUH, 121 (71%) pacientes fueron remitidos para control a atención primaria, 9 (5%) a endocrinología y en 42 (23,0%) pacientes no se les recomendó ningún tipo de seguimiento. (Tabla 10).

Destino	**Pacientes (%)**
Alta	111(37,2)
Observación	64(21,5)
Ingreso	123(41,3)
Seguimiento Recomendado	
Ningún seguimiento	26(23,9)
Atención primaria	78(71,6)
Endocrinología	5(4,6)

Tabla10. Destino y seguimiento recomendado al alta del servicio de urgencias. Actitud y seguimiento al alta.

El 57% había tenido algún ingreso hospitalario en los últimos cinco años (el 25% más de 2 ingresos); de hecho, más de la mitad de los pacientes había consultado en el SUH, al menos 2 veces, en los últimos cinco años. De los 298 pacientes del estudio 128 (43%) era la primera vez que ingresaban en los últimos 5 años, 96 (32,2%) lo hacían por segunda o tercera vez en los últimos 5 años, y 74 (24,8%) lo hizo por cuarta o más. (Figura 11).

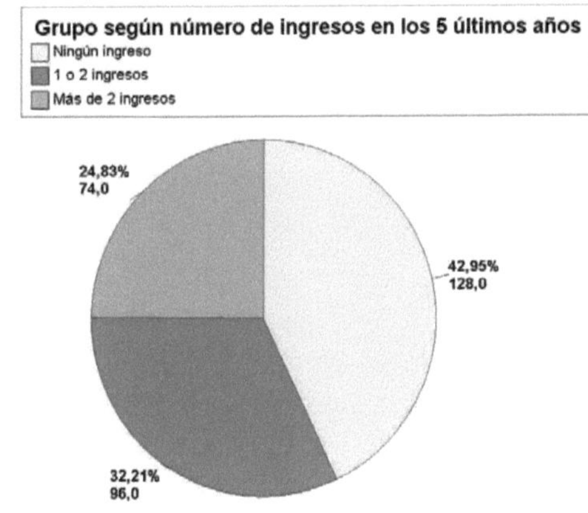

Figura11. Número de ingresos en los últimos 5 años

DISCUSIÓN

6.- Discusión

El presente estudio es el primero en analizar el perfil de riesgo cardiovascular de los pacientes diabéticos que acuden a los SUH y el manejo que se realiza del mismo, y aporta datos útiles para planificar estrategias de mejora de la calidad asistencial.

La prescripción desde el SUH de profilaxis a largo plazo es una opción controvertida en otros campos de la medicina cardiovascular (16). Las complicaciones cardiovasculares constituyen la principal causa de morbilidad y mortalidad en la DM, en especial en el tipo 2 (1, 2,4, 13, 116). En los últimos 15 años se han efectuado grandes avances en el campo de la medicina cardiovascular, por lo que la tasa de mortalidad ajustada por la edad de los pacientes con enfermedades cardiovasculares ha disminuido de un modo relevante. Por desgracia, quienes padecen diabetes mellitus no se han beneficiado de estas mejoras. Según el Centro Estadounidense de Estadística Sanitaria, la tasa de mortalidad de los pacientes diabéticos ajustada por edades ha aumentado desde 1985. De forma análoga, los datos del National Health and Nutrition Examination Survey (la encuesta NHANES) sugieren que la tasa de mortalidad de los varones diabéticos ajustada por la edad se ha mantenido bastante uniforme en los últimos años, mientras que la tasa de mortalidad por cualquier causa, también ajustada por edades, se ha elevado en un 15,2% entre las mujeres diabéticas.

Pero es que el manejo del paciente diabético con alto riesgo de enfermedad cardiovascular, cuya mortalidad por complicaciones de su enfermedad aumenta, como ya se ha indicado, es de una complejidad importante que hace que su control no pueda limitarse exclusivamente al simple control glucémico, por que no tiene efectos beneficiosos sobre la enfermedad cardiovascular (60), Los pacientes diabéticos presentan una prevalencia muy superior a la población general de otros factores de riesgo cardiovascular como hipertensión arterial, hiperlipemia o arteriosclerosis en diversos órganos y por ello las sociedades científicas recomiendan la estratificación del riesgo cardiovascular de estos pacientes en todos los ámbitos asistenciales (117,1118), y la prescripción de profilaxis de acuerdo al mismo siguiendo las sencillas recomendaciones de las guías de práctica clínica (13). Por otro lado, la profilaxis de estas complicaciones cardiovasculares ha demostrado reducir no sólo la morbilidad (y por tanto incrementar la calidad de vida del paciente diabético) (13), sino también la mortalidad global (116,117), lo que refuerza su indicación en la práctica diaria. No debe por último olvidarse que la profilaxis más deseable es la más precoz (13) y que por todo ello la visita al SUH de los pacientes diabéticos constituye una oportunidad para la prescripción de una profilaxis adecuada de las complicaciones cardiovasculares, y está justificada dentro de una estrategia global de prevención ("atención médica continua"), con el objetivo de reducir la mortalidad y morbilidad en la DM (13, 116, 117).

El conocimiento del perfil clínico de los pacientes resulta decisivo para diseñar estrategias de manejo en la práctica diaria, La edad media de nuestros pacientes es de 70 años, con una distribución paritaria entre sexos y una preponderancia importante (92,6%) de DM tipo 2; En 75 (25%) pacientes no existía una determinación previa de HbA1c y en 149 (50%) el valor era superior al 7%, en 177 (59,4%) la cifra de LDL era superior a 100 mg/dL, en 130 (43,3%) existe insuficiencia renal crónica y sólo se había determinado paucialbuminuria en 75 (25%) pacientes. Datos coincidentes con otros *estudios* en los que se llegan a dar cifras de mal control metabólico en hasta 9 de cada 10 pacientes, con unas características generales similar a la de los pacientes de nuestro estudio.

Nuestro estudio muestra que la práctica totalidad de pacientes diabéticos atendidos en los SUH presentan otros factores de riesgo cardiovascular y la distribución y prevalencia de los mismos , tabaquismo (22,9%); hipertensión arterial (75,5%) y dislipemia (54,7%) es similar a estudios desarrollados en otros ámbitos asistenciales(5,12,103,105)La mitad los pacientes ya han presentado una complicación de órgano diana, Cardiopatía Isquémica (22,8%); Ictus (8,7%); Neuropatía (8,7%); Insuficiencia renal crónica (19,5%) y retinopatía (10,7%) lo que les convierte en sujetos de alto riesgo y en los cuales, las estrategias de profilaxis están especialmente indicadas (13,116), todo esto sugiere que los pacientes diabéticos utilizan de forma homogénea los SUH como fuente de atención médica. El perfil clínico de nuestros pacientes apoya la validez de la aplicación de las recomendaciones de las guías y los ensayos clínicos en los SUH, al tratarse de poblaciones de características y perfil de riesgo muy similares (116,117).

La población estudiada presenta datos de un control metabólico incorrecto (en una cuarta parte de ellos inexistente), a pesar de tratarse de pacientes de alto riesgo y que en más de la mitad de los casos habían presentado ingresos hospitalarios previos. En 170 (57%) pacientes existe antecedentes de ingresos hospitalarios previos: 1-2 ingresos en el 32,2%; más de 2 ingresos en el 24,8%, los pacientes portadores de lesión de órgano diana, tienen casi el triple de probabilidades de haber ingresado, previamente, 1 ó 2 veces y casi 6 veces más, de tener más de 2 ingresos. Los pacientes con antecedente de lesión de órgano diana acuden con mayor frecuencia por nueva lesión de éste tipo. En sólo el 7% de los pacientes, este episodio era un reingreso en menos de 7 días, siendo este factor más frecuente en los pacientes con lesión de órgano diana. El 57% había tenido algún ingreso hospitalario en los últimos cinco años (el 25% más de 2 ingresos); de hecho, más de la mitad de los pacientes había consultado en el SUH, al menos 2 veces, en los últimos cinco años. De los 298 pacientes del estudio 128 (43%) era la primera vez que ingresaban en los últimos 5 años, 96 (32,2%) lo hacían por segunda o tercera vez en los últimos 5 años, y 74 (24,8%) lo hizo por cuarta o más. Este hecho ilustra el seguimiento insuficiente de las recomendaciones de las guías en otros escalones asistenciales (14, 120, 121) y la necesidad de un seguimiento correcto en los pacientes de alto riesgo (13), así como la frecuentación y el uso que estos pacientes hacen de los SUH y la utilidad de los mismos para llevar a cabo las recomendaciones de las guías.

Cuando se analizó la existencia de indicación de profilaxis de acuerdo con las recomendaciones de la ADA, la profilaxis previa y la prescripción en SUH de las complicaciones cardiovasculares, mediante el uso de IECA) o ARA-II para el control de la hipertensión arterial y del deterioro de la función glomerular, y el uso de estatinas y antiagregantes plaquetarios como profilaxis y tratamiento de la enfermedad arteriosclerótica isquémica .se observó que 215

(78,8%) de los pacientes con indicación de profilaxis no seguía alguna de las recomendaciones y 30 (10,8%) de ellos no seguía ninguna. Solamente un 21,2% de los pacientes estaba adecuadamente tratado en cuanto a antihipertensivos, antiagregación y estatinas. El 27,6% de los pacientes no seguían las recomendaciones respecto a IECA/ARA II; el 50,2% no lo hacía para las estatinas y el 57,6% tampoco para los antiagregantes. En el análisis por lesión de órgano diana, el 40,7% de los pacientes con cardiopatía isquémica o ictus o pie diabético, no tomaba antiagregantes; el 60% de los pacientes con cardiopatía isquémica no tomaba estatinas; y el 32% de los hipertensos no tomaba IECA/ARA II , es decir; menos de la mitad de los pacientes elegibles seguía tratamiento con antiagregantes o estatinas y que la mayoría de los pacientes tenía indicación de tratamiento combinado con más de un fármaco, pero que dicha profilaxis combinada era seguida en una minoría de los casos, a pesar de tratarse de los pacientes con un riesgo más elevado. Los que no tenían prescritos ni estatinas ni antiagregantes fueron además los más frecuentemente diagnosticados de lesión de órgano diana en el SUH este hecho llama la atención, ya que las tres clases terapéuticas evaluadas han demostrado sus beneficios en la reducción de complicaciones cardiovasculares asociadas a la DM (101, 102, 105-108).

El estudio Steno-2 (Gaede P et) (120) evaluaba la eficacia del control intensivo y global de la prevención de los factores de riesgo cardiovascular, en especial hiperglucemia, hipertensión y dislipemia, en la prevención de sus complicaciones. Donde el 44% de los pacientes con DM y tratamiento convencional presentó un episodio cardiovascular frente a un 24% de los pacientes con DM y tratamiento intensivo. Además, en los pacientes con DM y tratamiento intensivo se redujo el riesgo de retinopatía, nefropatía y neuropatía en un 60%, este tratamiento intensivo, global y completo de la prevención de riesgo cardiovascular y complicaciones de los diabéticos, se podría iniciar o continuar; en su defecto; en los SUH, lugar donde acuden de manera preferente y masiva los pacientes diabéticos y son una fenomenal rampa de control integral e inicio del control de sus complicaciones. Además las tres clases terapéuticas constituyen una terapia de prescripción sencilla y al alcance de todos los clínicos (13). Estudios realizados en otros ámbitos muestran resultados similares (5, 14, 118, 119), y evidencian la necesidad de una mayor difusión en la práctica diaria del riesgo de complicaciones de estos pacientes y de los beneficios de la profilaxis en su pronóstico y calidad de vida (13, 118, 119).

Aunque los pacientes consultaron en la mayoría de los casos por enfermedades no relacionadas con la DM o sus complicaciones, coincidían con los encontrados habitualmente en el resto de pacientes atendidos en los SUH (disnea en el 26,3%; dolor torácico o palpitaciones en el 12,5 %; y mareo o malestar general en el 18,5% de los pacientes) y sólo el 11,4% acudieron por síntomas cardinales o por alteraciones glucémicas, y de éstos el 55,8% lo hicieron por hiperglucemia y el 32,3% por hipoglucemia, el tratamiento en el SUH y al alta fue dirigido mayoritariamente a corregir trastornos de la glucemia. De aquellos pacientes con indicación de tratamiento según la ADA y sin tratamiento previo (población elegible para prescripción de profilaxis en urgencias), a la salida del SUH únicamente se prescribieron IECA/ARA-II a 1 paciente, estatinas a 1 paciente y antiagregantes a 3 pacientes. El tratamiento era inadecuado en el 78,8% y solamente a un 17,1% se le modificó. Sin embargo, ninguna de estas modificaciones cumplía todos los criterios de la ADA. Las modificaciones de tratamiento más habituales estuvieron en relación con la insulina y los fármacos antihipertensivos se realizaron al alta recomendaciones sobre modificación de los hábitos de vida o dietéticos en 11 (6,2%) casos, se modificó la pauta de insulina en 10 (5,7%), y se cambió el agente hipoglucemiante oral en 6 (3,4%) y el hipotensor en 8 (4,5%) y al 23,9% de los pacientes ni siquiera se les indicó ningún tipo de tratamiento.

En este sentido, el hecho más llamativo del estudio es la casi total ausencia de prescripción de profilaxis de las complicaciones cardiovasculares en los pacientes dados de alta del SUH. Aunque los clínicos responsables podrían estar más centrados en la corrección del trastorno agudo, de hecho en el SUH se pautó tratamiento a 209 (71%) pacientes: insulina subcutánea a 123 (41%), insulina intravenosa a 55 (18,4%), hipoglucemiantes orales a 25 (8,4%) y tratamiento hiperglucemiante (glucosa y/o glucagón intravenosos) a 6 (2%) de ellos, debe recordarse que las complicaciones cardiovasculares son las principales determinantes de la mortalidad y morbilidad en los pacientes con

DM 2 (123,124). Esta ausencia de prescripción es tanto más relevante cuanto la mayoría de los pacientes fue dado de alta desde el SUH sin el concurso de otros especialistas que en casi la mitad de ellos se trataría de profilaxis secundaria tras un evento en órgano diana previo (donde tanto el riesgo de nuevas complicaciones como la efectividad de la profilaxis son más elevados) y que una cuarta parte de los mismos no fueron remitidos para valoración posterior de la terapia a largo plazo por otro especialista.

Teniendo en cuenta estas características de manejo de los pacientes diabéticos, y el elevado riesgo cardiovascular que presentan, resulta clara la necesidad de incrementar la prescripción de profilaxis a los sujetos de alto riesgo y de una derivación sistemática para asegurar un adecuado seguimiento posterior tras el alta hospitalaria (13), como áreas concretas de mejora de la calidad asistencial en los SUH. Estas actuaciones pueden contribuir a mejorar su pronóstico y calidad de vida, ya que de acuerdo a la evidencia científica disponible esta terapia es altamente efectiva en poblaciones con perfiles de riesgo como el descrito en los SUH (13, 116, 117, 123-126).

Nuestros resultados apuntan a que los pacientes diabéticos se encuentran muy por debajo de los objetivos terapéuticos que nos indican las guías clínicas y, lo que es más importante, el control global simultáneo de todos los factores de riesgo es muy bajo. Todos los médicos implicados en la asistencia a los pacientes con DM deben implicarse en la medida de los posible en la consecución de los objetivos de control que recomiendan las guías, lo que redundaría en mejores resultados que se podrían evidenciar en futuros estudios sobre el tema e, hipotéticamente, en estudios sobre el pronóstico de estos pacientes.

Por tanto, los pacientes diabéticos atendidos en los SUH presentan un elevado riesgo de complicaciones cardiovasculares, pero no se aprovecha su paso por estos servicios para prescribir profilaxis de las complicaciones cardiovasculares ni se garantiza un seguimiento adecuado a todos ellos. Ambas constituyen áreas de mejora de la calidad asistencial en los SUH ya que pueden contribuir a mejorar el pronóstico y calidad de vida de estos pacientes.

Para ello, sería necesario, en primer lugar redefinir el papel de los SUH en el tratamiento, de los enfermos diabéticos, en especial en lo que se refiere al control de los factores de riesgo y complicaciones y no prestar atención casi exclusiva a los eventos agudos de los mismos. Hay que dejar de tratar analíticas (significar por ejemplo que sólo se añaden estatinas al tratamiento en pacientes a los que se les demuestre analíticamente dislipemia y se olvida en el resto de las indicaciones) y tratar al paciente de una forma integral, es decir, no sólo prestar atención a la presentación de las complicaciones agudas propias del entorno de un SUH sino prestar una especial atención a las complicaciones y riesgos de su enfermedad, con un seguimiento y controles posteriores que aseguren la prevención por un lado de las complicaciones y por otro la presentación de urgencias agudas derivadas directamente de la diabetes, o sea prevención integral.

El presente estudio, no obstante presenta diversas limitaciones. La elección de cualquier guía como estándar de tratamiento puede resultar controvertido, y aunque las elaboradas por la ADA constituyen el documento de referencia para la mayoría de las sociedades científicas, los médicos de los SUH podrían seguir otras guías, con lo cual la adecuación del tratamiento prescrito podría variar. Más aún, dado el carácter observacional del estudio, no se preguntó específicamente por los motivos de no prescripción de profilaxis y dado que muchos de los pacientes no la recibían previamente, podrían existir contraindicaciones no recogidas por la limitada información presente en la hoja de recogida de datos. Todo ello dificultó evaluar la adecuación del manejo.

En resumen, los pacientes diabéticos atendidos en los SUH presentan un elevado riesgo de complicaciones cardiovasculares, pero no se aprovecha esta oportunidad para prescribir profilaxis de las complicaciones cardiovasculares ni se garantiza un seguimiento adecuado a todos los pacientes. Ambas constituyen áreas de mejora de la calidad asistencial en los SUH ya que pueden contribuir a mejorar el pronóstico y calidad de vida de los pacientes diabéticos.

CONCLUSIONES

7.- Conclusiones

1-La práctica totalidad de pacientes diabéticos atendidos en los SUH presentan otros factores de riesgo cardiovascular, y la mitad de ellos ya han presentado una complicación en órgano diana, lo que les convierte en sujetos de alto riesgo y en los cuales, las estrategias de profilaxis están especialmente indicadas.

2.- Aunque el motivo de consulta de la mayoría de los pacientes fue por enfermedades no relacionadas con la DM, el tratamiento al alta era dirigido mayoritariamente a corregir trastornos glucémicos

3.- A pesar del alto riesgo cardiovascular, menos de la mitad de los pacientes seguían tratamiento adecuado para la prevención de dichas complicaciones cardiovasculares de acuerdo a las recomendaciones de la ADA.

4.- El control metabólico de base de los pacientes que acude a los SUH es deficiente en casi una cuarta parte de los casos.

5.- La prescripción de profilaxis de las complicaciones cardiovasculares en los SUH es prácticamente inexistente, y por tanto el seguimiento de las recomendaciones de las guías de práctica clínica, muy deficiente.

6.- En la mayoría de los casos el proceso asistencial se desarrolla exclusivamente en el propio servicio de urgencias ya que la a mayoría de los pacientes fueron dados de alta desde los SUH sin el concurso de otros especialistas.

7.- Una cuarta parte de los pacientes de alto riesgo de complicaciones cardiovasculares y sin prescripción de profilaxis, fueron dados de alta sin derivación a otros especialistas para seguimiento.

8.- Dos áreas concretas de mejora de la calidad de la asistencia a los pacientes diabéticos que acuden a los SUH las constituyen:

A) La prescripción de profilaxis de las complicaciones cardiovasculares de acuerdo a las recomendaciones de las guías de práctica clínica a todos los pacientes de alto riesgo

B) La derivación sistemática al alta del SUH de todos los pacientes de alto riesgo a otros ámbitos asistenciales, para garantizar la continuidad asistencial, vigilar la evolución y completar el manejo diagnóstico y terapéutico.

9.-En los SUH parecen justificadas estrategias de intervención que incrementen la adherencia a las guías de práctica clínica y la derivación sistemática a otros ámbitos asistenciales al alta, con el fin de contribuir a mejorar el pronóstico y calidad de vida de los pacientes diabéticos que acuden a los dichos escenarios clínicos.

BIBLIOGRAFIA

1. Hart W, Collazo M. Costos del diagnóstico y tratamiento de la diabetes mellitus en diferentes países del mundo. Rev Cubana Endocrinol 1998; **9**(3): 212-202.

2. Banegas JR, Graciani A, Vilar F, Rodríguez-Artalejo F. Impacto de la diabetes en la mortalidad por enfermedades cardiovasculares en España. Med Clin 2002; **3**: 2-6.

3. Danaei G, Finucane MM, Lu Y, Singh GM, Cowan MJ, Paciorek CJ et al. Global Burden of Metabolic Risk Factors of Chronic Diseases Collaborating Group (Blood Glucose). National, regional, and global trends in fasting plasma glucose and diabetes prevalence since 1980: systematic analysis of health examination surveys and epidemiological studies with 370 country-years and 2,7 million participants. Lancet 2011; **378**(9785): 31-40.

4. Ruiz-Ramos M, Escolar-Pujolar A, Mayoral-Sánchez E, Corral-San Laureano F, Fernández-Fernández I. La diabetes mellitus en España: mortalidad, prevalencia, incidencia, costes económicos y desigualdades. Gac Sanit 2006; **20**: 15-24.

5. Hernández C, Sabán Ruiz J, Fernández Ballesteros A, Bustamante Fermosel A, García Polo I, Guillén Camargo V, Sánchez Ramos JA, Manejo del paciente diabético hospitalizado. In Anales de Medicina interna 2005; **22**(7): 339-348.

6. Tomlin AM, Tilyard MW, Dovey SM, Dawson AG. Hospital admissions in diabetic and non-diabetic patients: a case-control study. Diabetes Res Clin Pract 2006; **73**(3): 260-267.

7. American Diabetes Association. Economic consequences of diabetes mellitus in the US in 1997. Diabetes Care 1998; **21**(2): 296-309.

8. Kalevi P. Ensayos cardiovasculares en la diabetes: pasado y presente. Rev Esp Cardiol 2000; **53**(12): 1553-1560.

9. Malmberg K, DIGAMI (Diabetes Mellitus, Insulin Glucose Infusion in Acute Myocardial Infarction) Study Group. Prospective randomised study of intensive insulin treatment on long term survival after acute myocardial infarction in patients with diabetes mellitus. BMJ 1997; **314**(7093): 1512-1515.

10. AFCAPS/TexCAPS Research Group.Downs JR, Clearfield M, Weis S, Whitney E, Shapiro DR, Beere PA, et al. Primary prevention of acute coronary events with lovastatin in men and women with average cholesterol levels: results of AFCAPS/TexCAPS. JAMA 1998; **279**: 1615.

11. UK Prospective Diabetes Study Group. Intensive blood glucose control with sulphonylureas or insulin compared with conventional treatment and risk of complications in patients with type 2 diabetes. Lancet 1998; **352**: 837-853.

12. Mena Martín FJ, Martín Escudero JC, Simal Blanco F, Carretero Ares JL, Herreros Fernández V, Factores de riesgo cardiovascular en pacientes diabéticos. Estudio epidemiológico transversal en población general: estudio Hortega. In Anales de medicina interna 2003; **20**(6): 22-26.

13. Position statement. Standards of medical care in diabetes. American Diabetes Association. Diabetes Care 2012; **35**(1): 11-63.

14. Saydah SH, Fradkin J, Cowie CC. Poor control of risk factors for vascular disease among adults with previously diagnosed diabetes. JAMA 2004; **291**(3): 335-342.

15. Fernández MZ, Fernández CC, Saad TS, Portero FJM, Pizarra SSJ, Arenillas PH. Evolución de la frecuentación en un servicio de urgencias hospitalario. Emergencias: Revista de la Sociedad Española de Medicina de Urgencias y Emergencias 2009; **21**(5): 339-345.

16. Scheuermeyer FX, Innes G, Pourvali R, Dewitt C, Grafstein E, Heslop C, Christenson J. Missed opportunities for appropriate anticoagulation among emergency department patients with uncomplicated atrial fibrillation or flutter. Annals of emergency medicine 2013; **62**(6): 557-565.

17. American Diabetes Association. Diagnosis and classification of diabetes mellitus. Diabetes Care 2009; **32**(1): 62-67.

18. Figuerola D, Reynals de Blasis E, Ruia M, Vidal Puig A, Castaño L. Diabetes Mellitus. En: Medicina Interna. Farreras V y Rozman C, eds. Elsevier España 2004; vol II: 1945-1950.

19. Amos AF, McCarty DJ, Zimmet, P. The rising global burden of diabetes and its complications: estimates and projections to the year 2010. Diabetic Medicine 1997; **14**(5): 7-85.

20. Pekkanen J, Tuomilehto J, Qiao Q, Jousilahti P, Lindström J. DECODE Study Group. Glucose tolerance and mortality: comparison of WHO and American Diabetes Association diagnostic criteria. Lancet 1999.

21. Goday AA, Serrano Ríos M. Epidemiología de la diabetes mellitus en España: Revisión crítica y nuevas perspectivas. Medicina Clínica1994; **102**(8): 306-315.

22. Alwan A. Global status report on noncommunicable diseases 2010. World Health Organization 2011.

23. Ministerio de Sanidad y Consumo. Estrategia en diabetes del Sistema Nacional de Salud. Centro de publicaciones. Madrid 2007.

http://www.msc.es/organizacion/sns/planCalidadSNS/pdf/excelencia/cuidadospaliativos-diabetes/DIABETES/estrategia_diabetes_sistema_nacional_salud.pdf

24. American Diabetes Association. Standards of medical care in diabetes. Diabetes Care 2010; **33**(1): 11-61.

25. Bradshaw BG, Richardson GE, Kumpfer K, Carlson J, Stanchfield J, Overall J, Kulkarni K. Determining the efficacy of a resiliency training approach in adults with type 2 diabetes. The Diabetes Educator 2007; **33**(4): 650-659.

26. Diabetes Control and Complications Trial Research Group. The effect of intensive treatment of diabetes on the development and progression of long-term complications in insulin-dependent diabetes mellitus. N Engl J Med 1993; **329**(14): 977-986.

27. Mellitus D. Diagnosis and classification of diabetes mellitus. Diabetes Care 2005; **28**(37): 5-10.

28. Fernández de Mendiola Espino J, Padilla I, Lasa Beitia I, Ibáñez Pérez F, Aguirrezabala Jaca JR, Aizpuru Barandiarán M, Santiesteban Olabarria M. Evaluación de la población diabética tipo II atendida en un equipo de atención primaria. Atención Primaria 1996; **17**(7): 432-438.

29. Mezcua JZ, Segovia JM, Ruiz JN, Alonso MC, Martínez IF, Complicaciones crónicas en los pacientes con diabetes mellitus tipo 2 atendidos en un centro de salud. Atención primaria 200; **25**(8): 529-535.

30. Jeri FR. Neuropatías diabéticas. Diagnóstico (Perú) 2000; **39**(2): 56-64.

31. DIABETICA, P. Patogénesis de la polineuropatía diabética. Rev Cubana Endocrinol 1996; **7**: 1.

32. DIABÉTICA AN. Complicaciones microvasculares en la diabetes mellitus tipo 2. Rev de Endocrinol y Nutrición 2004; **12**(2, S 1): 31-44.

33. Palomino F, Ugarte U, Zultiate M, Castro B. Pie diabético en el Hospital Nacional G. Almenara. Revista Cuerpo Medico Hospital Almenara 1998; **12**: 42-43.

34. Atkinson MA, Mclaren NK. The pathogenesis of insulin dependent diabetes mellitus. New Eng J Med 1994; **331**(21): 1428-1436.

35. Latre ML, Andrés EM, Cordero A, Pascual I, Vispe C, Laclaustra M, Casasnovas JA. Relación entre el síndrome metabólico y la mortalidad por cardiopatía isquémica en España. Rev Esp de Cardiología 2009; **62**(12):1469-1472.

36. Santos S, Mauri, JA., López del Val LJ, Mostacero E, Ríos C, Tejero C. Análisis de los principales factores determinantes de la evolución de los pacientes con ictus. 1er Congreso Virtual Iberoamericano de Neurología. Zaragoza, España 1998. Comunicaciones Libres del Área de Patología Vascular.

37. Álvarez-Sala LA, Suárez C, Mantilla T, Franch J, Ruilope LM, Banegas JR, Barrios V. Estudio PREVENCAT: control del riesgo cardiovascular en atención primaria. Medicina clínica 2005; **124**(11): 406-410.

38. Orchard TJ, Forrest KYZ,Ellis D, Becker DJ. Cumulative glicemic exposure and microvascular complications in insulin-dependent diabetes mellitus: the glycemic threshold revisited. Archives of internal medicine 2002; **157**(16): 1851-1856.

39. Peeters A, Mamun AA, Willekens F, Bonneux L. A cardiovascular life history 2002; **23**(6): 458-466.

40. Gu K, Cowie CC, Harris MI. Diabetes and decline in heart disease mortality in US adults. Jama 1999; **281**(14): 1291-1297.

41. Malmberg K, Ryden L, Wedel H, Birkeland K, Bootsma A, Dickstein K, Waldenström A. Intense metabolic control by means of insulin in patients with diabetes mellitus and acute myocardial infarction (DIGAMI 2): effects on mortality and morbidity. European heart Journal 2005; **26**(7): 650-661.

42. Van der Steeg WA, Boekholdt SM, Stein EA, El-Harchaoui K, Stroes ES, Sandhu MS, Khaw KT. Role of the apolipoprotein B– apolipoprotein AI ratio in cardiovascular risk assessment: a case–control analysis in EPIC-Norfolk. Annals of Internal Medicine 2007; **146**(9): 640-648.

43. American Diabetes Association. Standards of medical care in diabetes: 2013. Diabetes Care 2012; **35**(1): 11-63.

44. Tobias DK, Pan A, Jackson CL, O'Reilly EJ, Ding EL, Willett WC, Manson JE, Hu. Body-mass index and mortality among adults with incident type 2 diabetes. FB. New England journal of Medicine 2014; **370**(3): 233-244.

45. Gortari FJB. Tendencias y determinantes de la obesidad y diabetes mellitus tipo 2. Nurses's Heath Study (NHS) y Heath Professionals Follow-up Study (HPFS)

46. Fanghanel–Salmón G, Sánchez–Reyes L, Arellano-Montaño S, Valdés-Liaz E, Chavira-López J, Rascón-Pacheco A. Prevalencia de factores de riesgo de enfermedad coronaria en trabajadores del Hospital General de México. Salud Publ Mex 1997; **39**: 427-432.

47. Öuvoünç K. Effects of glibenclamide, ak atp channel blocker, on warm-up phenomenon in type 1 diabetic patients with chronic stable angina pectoris. Clinical cardiology 2000; **23**(7): 535-539.

48. García JT, Robles LR. Epidemiología de la enfermedad vascular cerebral en los pacientes con diabetes. Avances en Diabetología 2010; **26**(6): 397-402.

49. Capes SE, Hunt D, Malmberg K, Pathak P, Gerstein HC. Stress hyperglycemia and prognosis of stroke in nondiabetic and diabetic patients: a systematic overview. Stroke 2001; **32**(10): 2426-2432.

50. Moss SE, Klein R, Klein BE, Meuer SM. The association of glycemia and cause specific mortality in a diabetic population. Arhives of internal medicine 1994; **154**(21): 2473-2479.

51. Khaw KT, Wareham N, Luben R, Bingham S, Oakes S, Welch A, Day N. Glycated haemoglobin, diabetes and mortality in men in Norfolk Cohort of European Prospective Investigation of cancer and nutrition (EPIC-Norfolk). Bmj. 2001; **322**(7277):15.

52. Selvin E, Coresh J, Golden SH, Brancati FL, Folsom AR, Steffes MW. Glycemic control and coronary heart disease risk in persons with and without diabetes. The atherosclerosis risk in communities study. Archives of internal medicine 2005; **165**(16): 1910-1916.

53. Deedwania P, Kosiborod M, Barrett E, Ceriello A, Isley W, Mazzone T, Raskin P. American Heart Association Diabetes Committee of the Council of Nutrition, Physical Activity and Metabolism. Hyperglycemia and acute coronary syndrome: a scientific statement from the American Heart Association Diabetes Committee of the Council on Nutrition, Physical Activity, and Metabolism. Circulation 2008; **117**(12): 1610-1619.

54. Ryden L, Standl E, Bartnik M, Van den Berghe G, Betteridge J, De Boer MJ, Wood D. Task Force on Diabetes and Cardiovascular Diseases of the European Society of Cardiology (ESC); European Association for the Study of Diabetes (EASD).Guidelines on diabetes, pre-diabetes and cardiovascular diseases: Executive summary. The Task Force on diabetes and cardiovascular diseases of the European Society of Cardiology (ESC) and the European Association for the study of diabetes (EASD). Eur Heart J 2007; **28**(1): 88-136.

55. Antman EM, Anbe DT, Armstrong PW, Bates ER, Green LA, Hand M, Jacobs AK. ACC/AHA guidelines for the management of patients with ST-elevation myocardial infarction-executive summary: a report of the American College of Cardiology/American Heart Association Task Force on Practice Guidelines (Writing Committee to Revise the 1999 Guidelines for the Management of Patients With Acute Myocardial Infarction).J Am College Cardiology 2004; **44**(3): 671-719.

56. Adams RJ, Albers G, Alberts MJ, Benavente O, Furie K, Goldstein LB, et al. American Heart Association. American Stroke Association. Update to the AHA/ASA recommendations for the prevention of stroke in patients with stroke and transient ischemic attack. Stroke 2008; **39**(5) 1647-1652.

57. Norgren L, Hiatt WR, Dormandy JA, Nehler MR, Harris KA, Fowkes FGR, Tasc II Working Group. Inter-society consensus for the management of peripheral arterial disease (TASC II). European Journal of Vascular and Endovascular Surgery 2007; **33**(1): 1-75

58. Stratton JM, Adler AI, Neil HA, Yudkin JS, Matthews DR, Cull CA. Association of glycaemia with macrovascular and microvascular complications of type 2 diabetes (UKPDS 35): Prospective observational study. Bmj 2000; **321**(7258): 405-412.

59. Gerstein HC, Miller ME, Byington RP, Goff Jr DC, Bigger JT, Buse JB; Friedewald WT. Action to Control Cardiovascular Risk in Diabetes Study Group.Effects of intensive glucose lowering in type 2 diabetes. New England Journal of Medicine 2008; **358**(24): 2545-2559.

60. Patel A, McMahon S, Chalmers J, Neal B, Billot L et al. Intensive blood glucose control and vascular outcomes in patients with type 2 diabetes. New England Journal of Medicine 2008; **358**: 2560-2572.

61. Duckworth W, Abraira C, Moritz T, Reda D., Emanuele N, Reaven PD, Huang GD. Glucose control and vascular complications in veterans with type 2 diabetes. New England Journal of Medicine 2009; **360**(2): 129-139.

62. Monreal M. Factores de riesgo de complicaciones vasculares en extremidades inferiores en pacientes diabéticos. Medicina Clínica 2011; **136**(9): 386-387.

63. Real Collado JT, Valls M, Basanta Alario ML, Ampudia Blasco FJ, Ascaso Gimilio JF, Carmena Rodríguez R. Estudio de factores asociados con amputación, en pacientes diabéticos con ulceración en pie. In Anales de Medicina Interna 2001; **18**(2):13-18.

64. Ghaffari M, Shahbazian H, Kholghi M, Haghdoost MR. Relationship between social support and depression in diabetic patients. Jundishapur Scientific Medical Journal 2009; **8**(4): 384-389.

65. Resnikoff S, Pascolini D, Etya'ale D, Kocur I, Pararajasegaram R, Pokharel, GP, Mariotti SP. Global data on visual impairment in the year 2002. Bulletin of the world health organization 2004; **82**(11): 844-851.

66. Porta M, Sjoelie AK, Chaturvedi N, Stevens L, Rottiers R, Veglio M, EURODIAB Prospective Complications Study Group. Risk factors for progression to proliferative diabetic retinopathy in the EURODIAB Prospective Complications Study. Diabetologia 2001; **44**(12): 2203-2209.

67. Williams R, Airey M, Baxter H, Forrester J, Kennedy-Martin T, Girach A. Epidemiology of diabetic retinopathy and macular oedema: a systematic review. Eye2004; **18**(10): 963-983.

68. Lovestam-Adrian M, Agardh E, Agardh CD. The temporal development of retinopathy and nephropathy in type 1 diabetes mellitus during 15 years diabetes duration. Diabetes Research and clinical practice 1999; **45**(1): 15-23.

69. Henricsson M, Nilsson A, Groop L, Heijl A, Janzon L. Prevalence of diabetic retinopathy in relation to age at onset of the diabetes, treatment, duration and glycemic control. Acta Ophthalmologica Scandinavica 1996; **74**(6): 523-527.

70. Klein R, Klein BE, Moss SE. Relation of glycemic control to diabetic microvascular complications in diabetes mellitus. Annals of internal medicine 1996; **124**(1part 2): 90-96.

71. Malone JI, Morrison AD, Pavan PR, Cuthbertson DD. Prevalence and significance of retinopathy in subjects with type 1 diabetes of less than 5 years' duration screened for the diabetes control and complications trial. Diabetes Care 2001; **24**(3): 522-526.

72. Kohner EM, Aldington SJ, Stratton IM, Manley SE, Holman RR, Matthews DR, Turner RC. United Kingdom Prospective Diabetes Study 30: diabetic retinopathy at diagnosis of non-insulin-dependent diabetes mellitus and associated risk factors. Archives of Ophthalmology 1998; **116**(3): 297-303.

73. Romero P, Almena M, Baget M, Mendez I, Salvat M. Actualización en la epidemiología de la retinopatía diabética. Annals Oftalmologia 2004; **12**(3): 141-143.

74. García Rodríguez S, Carrasco Gimeno JM, Martín Sánchez JI, Mengual Gil JMª. Complicaciones de la Diabetes. Retinopatía Diabética. Plan de Calidad para el Sistema Nacional de Salud del Ministerio de Sanidad y Política Social. Instituto Aragonés de Ciencias de la Salud. Informes de Evaluación de Tecnologías Sanitarias: I+CS Nº 2007/06-1. 2009.

75. Kohner EM. Risks of Progression of Retinopathy and Vision Loss Related to Tight Blood Pressure Control in Type 2 Diabetes Mellitus: UKPDS 69. Arch Ophthalmol 2004; **122**: 1631-1640.

76. Teuscher A, Schnell H, Wilson PW. Incidence of diabetic retinopathy and relationship to baseline plasma glucose and blood pressure. Diabetes Care 1988; **11**(3): 246-251.

77. American Diabetes Association. Standards of medical care in diabetes. Diabetes Care 2006; **29**(1): 4-42.

78. Klein BE, Moss SE, Klein R, Surawicz TS. The Wisconsin Epidemiologic Study of Diabetic Retinopathy: XIII. Relationship of serum cholesterol to retinopathy and hard exudate. Ophthalmology 1991; **98**(8): 1261-1265.

79. Nathan DM. Diabetes Control and Complications Trial/Epidemiology of Diabetes Interventions and Complications (DCCT/EDIC) Study Research Group: Intensive diabetes treatment and cardiovascular disease in patients with type 1 diabetes. N Engl J Med 2005; **353**, 2643-2653.

80. Alfaro J, Simal A, Botella F. Tratamiento de la diabetes mellitus. Inf Ter Sist Nac Salud 2000; **24** (2): 33-43.

81. Ritz E, Rychlík I, Locatelli F, Halimi S. End-stage renal failure in type 2 diabetes: a medical catastrophe of worldwide dimensions. Am J Kidn Dis 1999; **34**(5): 795-808.

82. Hennansson G, Karlherg BE, Ludvigssnn J. Declining incidence of nephropathy in insulin dependent diabetes mellitus. New England Journal of Medicine 1994; **330**: 15-18.

83. Gómez-Huelgas R, Buonaiuto V, Medina P, San Román CM. EPOC y diabetes, ¿algo más que una simple coincidencia?. Rev Esp Clin 2010; **210**(10): 533-534.

84. Carey VJ, Walters EE, Colditz GA, Solomon CG, Willet WC, Rosner BA. Manson JE. Body Fat Distribution and Risk of Non-Insulin-dependent Diabetes Mellitus in Women. The Nurses' Health Study. Am J Epidem 1997; **145**(7): 614-619.

85. Williansom DF, Thompson TDJ, Milchard T, Flanders D, Pamuk E, Byers T. International weight loss and mortality among overweight individuals with diabetes. Diabetes Care 2000; **23**(10): 1499-1504.

86. Moreno MS, Molina BB. Costes Sociosanitarios de la Obesidad. Monografías humanitas 2004; **6**: 179-191

87. Felber JP, Golay A. From obesity to diabetes. Ann Endocrinol (Paris) 1995; **56**: 531-538.PubMed

88. Ojeda Orellana KP. Prevalencia de la hiperglucemia de estrés y factores asociados. Hospital Vicente Corral Moscoso, 2012. Tesis previa a la obtención del título de especialista en Medicina Interna. 2014

89. World Health Organization. Global Health Estimates: Deaths by Cause, Age, Sex and Country, 2000-2012. WHO. Geneva 2014.

90. Mathers CD, Loncar D. Projections of global mortality and burden of disease from 2002 to 2030. PLos Med 2006; **3**(11): 442.

91. Montalbán EG, Torras BZ, Marrón HO, Cortés MM, Navarro ED, Aguado P N, Gamarra IC. Prevalencia de la diabetes mellitus y factores de riesgo cardiovascular en la población adulta de la Comunidad de Madrid: estudio PREDIMERC. Gaceta Sanitaria 2010; **24**(3): 233-240.

92. Grau, M., Elosua, R., de Leon, A. C., Guembe, M. J., Baena-Díez, J. M., Alonso, T. V., Marrugat, J. Factores de riesgo cardiovascular en España en la primera década del siglo XXI: análisis agrupado con datos individuales de 11 estudios de base poblacional, estudio DARIOS. Revista Española de Cardiología, 2011; **64**(4): 295-304.

93. Amorós AI, Santana RA, Argüelles A, Mendoza Amat JH, Martínez IB, Sterling M, Frómeta A. Diabetes mellitus. Estudio de 1320 autopsias. Hospital clinico-quirurgico "Hermanos Ameijeiras". 1991-2004.

94. Pineda MS, Nadal JF, Ellacuria MP, Zerbe CO, Bartomeu JG, García, JC. Estadísticas y causas de mortalidad en la diabetes tipo 2. Atención Primaria 2001; **27**(9): 654-657.

95. Sicle MH, Labrada MG, López MEP, González JCP, Valdés NC. Morbimortalidad por diabetes mellitus. Revista Habanera de Ciencias Médicas, 2006; **5**(4).

96. Mata M, Antonanzas F, Tafalla M, Sanz P. El coste de la diabetes tipo 2 en España: el estudio CODE-2. Gaceta Sanitaria 2002; **16**(6): 511-520.

97. Palma López ME, Simón Toledo F, González Rodríguez AM, Pérez Bolivia D. PRINCIPALES CAUSAS DE MUERTE EN PACIENTES HIPERTENSOS: TRIEÑOS 2003-2005. Revista Habanera de Ciencias Médicas 2007; **6**(3):0-0.

98. Revista electrónica Fundación para la diabetes.

http://www.fundaciondiabetes.org/general/84/veamos-su-importancia

99. Roth P. Diabetes Mellitus after renal transplant. Kidney International 1994; **53:** 384-387.

100. Esmatjes Mompó E, Ricart Brulles M. Diabetes y trasplante de páncreas. Nutrición Hospitalaria 2008; **23**: 64-70.

101. Pirart J. Diabetes Mellitus and its degenerative complications: a prospective study of 4.400 patients observed between 1947 and 1973. Diabete y Metabolisme 1977; **3**(4): 245.

102. Poulsen P, Vaag A. Genetic versus environmental etiology of the metabolic Syndrome among male and female twins. Diabetologia 2001; **44**(5): 537- 543.

103. The Diabetes Control and Complications Trial Research Group. The effect of intensive treatment of diabetes on the development and progression of long-term complications in insulin-dependent diabetes mellitus. New England Journal of Medicine 1993; **329**(14): 977-986.

104. Ramsay RC, Goetz FC, Sutherland DER, Mauer M, Robison LL, Cantrill HL, Najarian JS. Progression of diabetic retinopathy after pancreas transplantation for insulin-dependent diabetes mellitus. New England journal of Medicine 1990; **318**(4): 208-214.

105. Ezquerra EA, Vázquez JMC, Barrero AA. Obesidad, síndrome metabólico y diabetes: implicaciones cardiovasculares y actuación terapéutica. Revista española de cardiología 2008; **61**(7): 752-764.

106. Salinero-Fort M, Arrieta-Blanco F, Carrillo-de Santa Pau E, Martín-Madrazo C, Piñera-Tames M, Vázquez-Martínez C, Abánades-Herranz JC. Eficacia del modelo PRECEDE, de educación para la salud, en el control metabólico y de los factores de riesgo cardiovascular en pacientes con diabetes mellitus tipo 2. Revista Clínica Española 2009; **209**(7): 325-331.

107. Rivas-Ruiz F, Perea-Milla López E, Jiménez-Puente A. Evolución de la utilización de los servicios de urgencias hospitalarios en España en el periodo 1997-2005. Gac Sanit 2008; **22**: 47-48.

108. Peiró S, Librero J, Ridao M, Bernal-Delgado E. Variabilidad en la utilización de los servicios de urgencias hospitalarios del Sistema Nacional de Salud. Grupo de Variaciones en la Práctica Médica en el Sistema Nacional de Salud. Gaceta Sanitaria 2010; **24**(1): 6-12.

109. Anuario Estadístico de España. 2011.

http://www.ine.es/prodyser/pubweb/anuario11/anu11_05salud.pdf

110. Cornejo Marroquín C, Arnáiz Arnáiz M, De los Santos Izquierdo JM. Triaje en un servicio de urgencias Hospitalario. Revista Científica de la Sociedad Española de Enfermería de Urgencias y Emergencias 2008(8).

111. http://www.enfermeriadeurgencias.com/ciber/julio2009/pagina8.html

112. International Diabetes Federation. Diabetes Atlas, 3rd ed. IDF 2006.

113. UKPDS. Tight blood pressure control and risk of macrovascular and microvascular complications in type 2 diabetes: UKPDS 38.UK Prospective Diabetes Study Group. BMJ1998; **317**: 703-713.

114. UKPDS. Efficacy of atenolol and captopril in reducing risk of macrovascular and microvascular complications in type 2 diabetes: UKPDS 39. UK Prospective Diabetes Study Group. BMJ 1998; **317**(7160): 703.

115. Nadal JF. Persiguiendo la mejora continúa en la calidad de la asistencia a las personas con diabetes tipo 2. La experiencia de la RedGEDAPS.

116. Gaede P, Lund-Andersen H, Harving HH, Pedersen O. Effect of a multifactorial intervention on mortality in type 2 diabetes. New England of Journal Med 2008; **358**(6): 580-91.

117. Ford ES. Trends in the Risk for Coronary Heart Disease Among Adults With Diagnosed Diabetes in the U.S. Findings from the National Health and Nutrition Examination Survey, 1999–2008. Diabetes Care 2011; **34**(6): 1337-1343.

118. EUROASPIRE II Study Group. Life style and risk factor management and use of drug therapies in coronary patients from 15 countries; principal results from EUROASPIRE II Euro Heart Survey Programme. European heart Journal 2001; **22**(7): 554-572.

119. Roa L, Monreal M, Carmona JA, Aguilar E, Coll R, Suárez C. Inercia terapéutica en prevención secundaria de enfermedad cardiovascular. Registro FRENA. Medicina Clínica 2010; **134**(2): 57-63.

120. Gæde P, Vedel P, Parving HH, Pedersen O. Intensified multifactorial intervention in patients with type 2 diabetes and microalbuminuria: the Steno Type 2 randomised study. The Lancet 1999; **353**(9153): 617-622.

121. Standl E, Balletshofer B, Dahl B, Weichenhain B, Stiegler H, Hörmann A, Holle R. Predictors of 10-year macrovascular and overall mortality in patients with NIDDM: the Munich General Practitioner Project. Diabetologia 1996; **39**(12): 1540-1545.

122. Adler AI, Matthews D, Holman RR, Turner RC. Type 2 diabetes and death: Causes, estimated life expectancy and mortality rates. The United Kingdom prospective diabetes study. In Diabetes 1998; **47**: 71.

123. Goldberg RB, Mellies MJ, Sacks FM, Moyé LA, Howard BV, Howard WJ, Braunwald E. Cardiovascular events and their reduction with pravastatin in diabetic and glucose intolerant myocardia infarction surviviors with average cholesterol levels subgroup analyses in the cholesterol and recurrent events (CARE) Trial. Circulation 1998; **98**(23): 2513-2519.

124. Mogensen CE, Neldam S, Tikkanen I, Oren S, ViskoperR, Watts RW, Cooper ME. Randomised controlled trial of dual blockade of renin-angiotensin system in patients with hypertension, microalbuminuria, and non-insulin dependent diabetes: the candesartan and lisinopril microalbuminuria (CALM) study. Bmj 2000; **321**(7274): 1440-1444.

125. Brenner BM, Cooper ME, Zeeuw D, Keane WF, Mitch WE, Parving HH, Shahinfar S. Effect of losartan on renal and cardiovascular outcomes in patients with type 2 diabetes and nepropathy. New England Journal of Medicine 2001; **345**(12): 861-869.

126. Lewis EJ, Hunsicker LG, Clsrke WR, Berl T, Pohl MA, Lewis JB, Raz I Renoprotective effect of the angiotensin-receptor antagonist ibersartan in patients with nepropathy due to type 2 diabetes. New England Journal of Medicine 2001; **345**(12): 851-860.

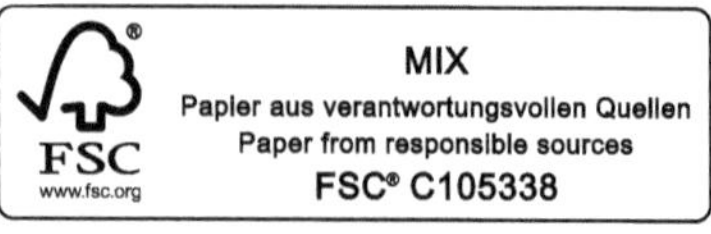

Printed by Books on Demand GmbH, Norderstedt / Germany